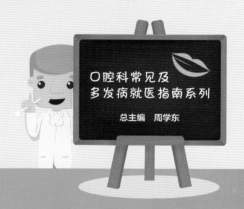

口腔科常见及
多发病就医指南系列

总主编 周学东

牙周病

就医指南

主 编 潘亚萍

副主编 闫福华 丁 一 栾庆先

U0294882

人民卫生出版社

图书在版编目（CIP）数据

牙周病就医指南 / 潘亚萍主编 .—北京：人民卫生出版社，2019

ISBN 978－7－117－28128－7

Ⅰ.①牙… Ⅱ.①潘… Ⅲ.①牙周病－诊疗－指南

Ⅳ.① R781.4–62

中国版本图书馆 CIP 数据核字（2019）第 030566 号

人卫智网	www.ipmph.com	医学教育、学术、考试、健康，购书智慧智能综合服务平台
人卫官网	www.pmph.com	人卫官方资讯发布平台

牙周病就医指南

主　　编：潘亚萍

出版发行：人民卫生出版社（中继线 010-59780011）

地　　址：北京市朝阳区潘家园南里 19 号

邮　　编：100021

E - mail：pmph @ pmph.com

购书热线：010-59787592　010-59787584　010-65264830

印　　刷：北京铭成印刷有限公司

经　　销：新华书店

开　　本：710×1000　1/16　印张：10

字　　数：143 千字

版　　次：2019 年 3 月第 1 版　2021 年 4 月第 1 版第 2 次印刷

标准书号：ISBN 978-7-117-28128-7

定　　价：65.00 元

打击盗版举报电话：010-59787491　E-mail：WQ @ pmph.com

（凡属印装质量问题请与本社市场营销中心联系退换）

编 委

（以姓氏笔画为序）

丁　一（四川大学华西口腔医院）

王　晶（中国科学院大学杭州口腔医院）

王宏岩（中国医科大学附属口腔医院）

史丹晖（浙江大学医学院附属第二医院）

毕良佳（哈尔滨医科大学附属第四医院）

刘　怡（首都医科大学附属北京口腔医院）

刘程程（四川大学华西口腔医院）

闫福华（南京大学医学院附属口腔医院）

安　莹（空军军医大学第三附属医院）

李　鹏（北京大学口腔医院）

李　璐（南京医科大学附属口腔医院）

轩东英（中国科学院大学杭州口腔医院）

吴瑞鑫（空军军医大学第三附属医院）

宋玉琦（哈尔滨医科大学附属第四医院）

宋忠臣（上海交通大学医学院附属第九人民医院）

陈发明（空军军医大学第三附属医院）

陈莉丽（浙江大学医学院附属第二医院）

林　莉（中国医科大学附属口腔医院）

罗振华（首都医科大学附属北京口腔医院）

柯　婷（浙江大学医学院附属第二医院）

徐　艳（南京医科大学附属口腔医院）

栾庆先（北京大学口腔医院）

郭淑娟（四川大学华西口腔医院）

崔　迪（南京大学医学院附属口腔医院）

潘亚萍（中国医科大学附属口腔医院）

主编助理　王宏岩

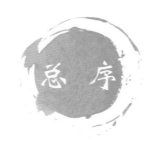

总 序

　　口腔是人体的第一门户，牙是人体最坚硬的器官，承担着咬切、咀嚼、发音、语言、美容、社交等生理功能。牙好、胃口好、身体好，口腔健康是人体健康的重要组成部分。2017年公布的第四次全国口腔健康流行病学调查结果显示几乎人人都存在口腔问题。口腔常见病主要有龋病、牙髓病、根尖周病、牙周病、唇腭裂、错𬌗畸形、牙缺损、牙列缺失、口腔黏膜癌前病损、口腔癌等。口腔慢性病如龋病、牙髓病、根尖周病作为牙源性病灶，可以引起全身系统性疾病；而一些全身性疾病，如血液系统疾病、罕见病等也可在口腔出现表征，严重影响人体健康和生活质量。为提高百姓口腔卫生意识、促进全民口腔健康，我们编写了一套口腔科普图书"口腔科常见及多发病就医指南系列"。

　　本套书一共12册，细分到口腔各专业科室，针对患者的问题进行详细讲解，分别是《牙体牙髓病就医指南》《牙周病就医指南》《口腔黏膜病就医指南》《唇腭裂就医指南》《口腔颌面部肿瘤就医指南》《颜面整形与美容就医指南》《牙种植就医指南》《口腔正畸就医指南》《儿童牙病就医指南》《镶牙就医指南》《拔牙就医指南》《颞下颌关节与面痛就医指南》。主编分别由四川大学华西口腔医院、北京大学口腔医院、空军军医大学第三附属医院、中山大学附属口腔医院、南京医科大学附属口腔医院、中国医科大学附属口腔医院、广州医科大学附属口腔医院的权威口腔专科专家组成。

本套书以大众为读者对象，以病人为中心讲述口腔疾病的就医流程和注意事项，以症状为导向、以解决问题为目的阐述口腔疾病的防治，以老百姓的用语、接地气的语言将严谨、科学的口腔医学专业知识转化为通俗易懂的口腔常见病、多发病就医知识。具体有以下特点：①主编为权威口腔院校的知名专家、长期在口腔科临床工作的专科医生，具有多年行医的经验体会，他们在医学科普上均颇有建树；②编写时征询了患者对疾病想了解的相关问题和知识，采取一问一答的形式，以患者关心的角度和内容设问，用浅显的、易于理解的方式深入浅出地介绍口腔的基本知识，以及口腔常见病的病因、症状、危害、治疗、预后及预防等内容；③目录和正文内容均以患者就医的顺序，按照就医前、就医时、就医后编写疾病相关内容；④内容通俗易懂，文字生动，图文并茂，适合普通大众、非口腔专科医生阅读和学习；⑤部分图书配有增值服务，通过扫描二维码可观看更多的图片和视频。

编写团队希望读者认识口腔，提高防病意识，做到口腔疾病早预防、早诊治。全民健康从"齿"开始。

总主编　周学东

2019 年 1 月

序

牙周病可以说是不分种族、地区、性别等影响，受累人数最多的世界性常见和高发疾病，如果没有得到及时、正确的诊治或长期护理，多随病程和年龄增长而加重。但是，牙周病恰恰又是在早期自我感觉不明显的疾病之一。待出现牙齿松动、咀嚼无力或疼痛等症状时，其深部的牙齿支持组织如牙槽骨和牙周膜等已丧失很多且难以恢复了，这是成年人牙齿丧失的最主要原因，不仅严重影响口腔局部的咀嚼、语言和美观功能，而且还可能作为机体的感染病灶，诱发或加重系统远隔脏器的重大疾病，甚至危及生命。即使被迫拔除患牙后做义齿修复，其效果也会因整体牙周软、硬组织量不足而加大难度，往往还需做软、硬组织的增量手术来弥补，增加了患者的痛苦、经济负担和时间成本等。

作为口腔医生，我们都知道牙周病疗效的关键在于早期发现、早期治疗、定期检查、终身维护，也就是说疾病的转归取决于两方面，医生的诊治肯定很重要，但患者自身的重视和日常保健更为关键。但是，问题在于这方面的意识还没有提高，知识还没有普及，或者患者了解的渠道有限。

如今，专业性书籍并不缺乏，但针对普通大众的实用性、权威性读物非常难得。我们由衷欣慰地看到由潘亚萍教授领衔主编的《牙周病就医指南》即将出版。该书既有严谨的科学性，更注重科普的广泛性。从大众所关心的问题出发，以老百姓的着眼角度，用接地气的语言，图文并茂地讲解牙周病的发生和防治，既将牙周病的常见表现进行了细致的描述以利于自我早期发现存在的问题，又对目前的常用临床技术进行了分类介绍，有利于就诊时医患的沟通，方便患者理解所要实施的治疗。此外，更阐释了日常维护的深远意义和进行自我口腔和牙周保健的措施，其中心始终围绕如何能更好地帮助大众认识牙周病、发现牙周病、治疗牙周病、预防牙周病。

世界卫生组织（WHO）提出的人类口腔健康的目标是"8020"，即80岁时口腔内仍能有20颗自然牙（而非假牙）。其实，如果能真正做到每年定期检查口腔健康和进行基本的维护治疗，终身保存所有自然牙绝非梦想，而是完全可以实现的。并且，当您的自然牙能够健康存在并行使功能时，对全身系统健康的间接保护作用更是巨大的。

愿所有人都能笑口常开，健康长寿。

王勤涛

2019 年 1 月

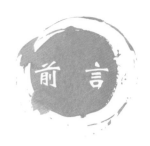

前言

　　牙周炎作为一种高发病、常见病，是我国成年人牙齿丧失的最主要原因，严重影响着人们的生活质量和全身健康。多年来，虽然健康知识普及迅速，网络信息也充满了人们的生活。但是，仍然有很多人对牙周炎的发病原因和治疗手段存在错误的理解，甚至认为"洗牙会造成牙齿的松动，牙越洗越松"。在临床工作中，口腔医生遇到很多患者，他们对牙周炎的早期症状不重视，直到牙齿松动甚至部分牙齿脱落了才来就医，并要求医生治愈松动的牙齿。其实，对于严重松动的牙齿，在当代治疗技术背景下，牙周专科医生也束手无策。同时，随着中国人口老龄化的加剧，伴有全身性疾病的牙周炎患者也越来越多地出现在口腔科或牙周科门诊。这类人群长期服用药物，不重视口腔卫生，直到牙龈增生、感染到不能咀嚼食物或者疼痛难以忍受才来就医。每当此时，我们感到深深的惋惜和自责。作为牙周专科医生，我们有责任、有义务向广大民众普及牙周健康知识，让大家意识到牙周健康的重要性，认识到预防性治疗和早期治疗对牙齿存留的关键作用。

　　非常感谢来自全国各大医学院校和口腔专科医院的著名医学专家和学者，在非常繁重的临床工作中愿意抽出时间参与本书的撰写和设计。书中根据患者存在的认识误区总结了我们在临床工作中最常听到患者提出的各种问题，采用通俗易懂、深入浅出的方式予以详细解答。希望广大读者通过对本书的阅读能够初步理解牙周炎是什么，是怎么发生的，应该如何预防、如何治疗。这样不仅有利于自我有效预防牙周炎的发生，达到早期诊断、早期治疗的目的，也能够在牙周治疗过程中与临床医生进行良好的沟通和配合，使牙周炎在最大程度上得以控制。但是由于每个人的个体差异，不可能把临床工作中出现的所有问题或患者的自我感受都纳入书中。尽管全体撰写者通过多次讨论和交流最终成稿，仍然会存在不足和欠缺的地方。

　　作为口腔医生，最根本的愿望是希望每一个人都拥有健康、美丽的牙齿，从而达到身心健康，快乐生活。本书撰写的目的是希望广大民众通过对牙周疾病的早期认识和重视，在医患双方的共同努力下，有效防治牙周疾病、战胜牙周疾病，还原大家洁白的牙齿、粉红的牙龈、灿烂的笑容、健康的身心。这也是我们每一位口腔医生共同的心愿！

潘亚萍

2019 年 1 月

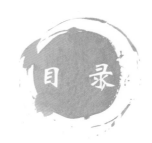

目 录

03

第三章

牙龈病

04

第四章

牙周炎

05 第五章
牙周疾病的基础治疗

06 第六章
牙周疾病的手术治疗

07 第七章
慢性牙周炎与全身性疾病的关系

08 第八章
特殊人群的牙周管理

09

第九章

牙周健康与牙齿修复的关系

10

第十章

牙周健康与正畸治疗的关系

11

第十一章
牙周健康与种植体的关系

12

第十二章
牙周疾病的预防和疗效维护

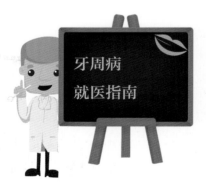

牙周病
就医指南

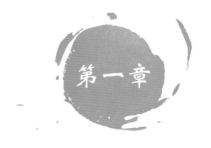

第一章

牙周健康知识和就医准备

1. 什么是健康的牙周组织？

牙周组织，顾名思义为牙齿周围的组织，又叫牙齿的支持组织，包括牙龈、牙周膜、牙骨质、牙槽骨（图1-1）。它的主要功能是支持、固定和营养牙齿。打个比方，牙齿犹如一棵树，那么牙根就相当于树的根，牙周组织好比树根周围的土壤，土壤肥沃和不流失，树才能牢固、健康。

牙龈，俗称"牙床"或"牙花"，它覆盖在牙槽骨的表面，包绕着牙颈部（牙冠与牙根连接的部分），具体可以分为三部分——游离龈、附着龈和龈乳头。游离龈又被称为边缘龈，像领圈一样包绕在牙颈部，宽约1mm，正常情况下呈粉红色，边缘菲薄，紧贴牙面。附着龈是游离龈的延续，牢固地附着在其下面的牙槽骨表面，正常情况下为粉红色，质地坚韧、有弹性，故能承受咀嚼压力，耐受食物的摩擦。而两牙之间的牙龈呈楔形，充满牙间隙，称为牙龈乳头（图1-2）。

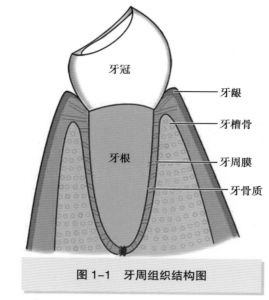

图 1-1　牙周组织结构图

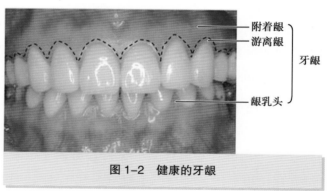

图 1-2　健康的牙龈

　　牙周膜是位于牙根与牙槽骨之间的一种致密的纤维组织，纤维的一端埋入牙根表面的组织牙骨质中，另一端则伸入牙槽骨。实际上牙齿是通过牙周膜被悬吊在牙槽窝中，使牙齿能牢固地固定在颌骨的牙槽窝内。牙周膜具有一定的弹性，因此又像牙根周围的一层缓冲垫，有利于缓冲牙齿承受的咀嚼力（图1-3）。牙周膜的宽度（厚度）随年龄及功能状态而异，一般为0.15~0.38mm。当发生炎症或创伤时，牙周膜会增宽，并伴随着牙齿的松动。

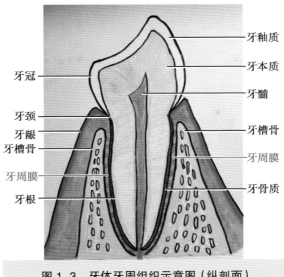

牙冠

牙颈
牙龈
牙槽骨

牙周膜
牙根

牙釉质

牙本质

牙髓

牙槽骨

牙周膜

牙骨质

图 1-3 牙体牙周组织示意图（纵剖面）

牙骨质是包绕在牙根表面的一薄层骨样组织。牙骨质虽然本身属于牙体组织，但因有牙周膜纤维埋入其中，使其与牙龈、牙周膜和牙槽骨共同构成一个功能系统，将牙齿牢固地附着于牙槽骨，承受咬合功能，并构成口腔黏膜与牙齿硬组织之间良好的封闭状态，故习惯上将牙骨质也作为牙周支持组织的一部分。

牙槽骨是包围在牙根周围的颌骨的突起部分，容纳牙根的窝称为牙槽窝，牙根直立其中，通过牙周膜使牙齿和牙槽骨牢固地连接在一起，便于咀嚼。牙槽骨的组织结构与身体其他骨相似，其生长发育依赖于牙的功能性刺激。当牙萌出时，牙槽骨开始形成、增高；在牙失去后，牙槽骨逐渐吸收、消失。当牙周组织发生炎症时，牙槽骨的高度和密度均会降低。

2. 影响牙周健康的因素有哪些?

影响牙周健康的因素有很多，其中最重要的影响因素是个人的口腔卫生习惯。不良的口腔卫生习惯会导致口腔内大量的细菌、牙石堆积在牙龈周围（图 1-4）。牙龈首先会出现炎症，长此以往，炎症会累及牙周膜和牙槽骨，最终出现牙齿的松动、脱落。

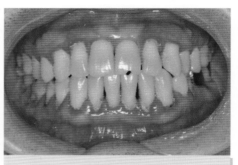

图 1-4 牙周炎

不良的口腔卫生习惯是危害牙周健康的首要因素。此外，口腔内的局部因素，个人的全身因素、行为因素，社会因素也会加速和促进牙周组织的炎症和破坏，影响牙周健康。

口腔内的局部因素包括牙齿的形态发育异常、牙齿的位置异常、牙齿拥挤、不良的充填物和修复体等。这些因素都会导致食物、细菌易于存留在牙龈周围，不易清洁。

个人的全身因素包括遗传因素、妊娠期、糖尿病、艾滋病、骨质疏松症等。这些全身因素会影响个体对牙周病的敏感性，使其成为牙周病的易感者。

个人的行为因素包括吸烟、口呼吸习惯、夜磨牙、用力横刷牙齿等，也可以加速牙周组织的炎症和破坏。

社会因素包括精神压力等。有研究表明精神压力可影响人体的防御功能，降低个体的抵抗力。同时，精神压力还可改变个人的行为方式，如忽略口腔卫生、增加吸烟量等，这些都会加速牙周组织的炎症和破坏。

3. 口腔出现哪些症状应到牙周科就诊？

牙周病是口腔最常见的疾病之一，也是引起我国成年人牙齿丧失的主要原因之一。牙周病是一种慢性进展性的疾病，早期症状不明显，不影响功能，一旦发展到中、晚期，牙齿就会出现松动、移位，甚至自行脱落，影响美观和咀嚼。因此，早期发现、早期治疗对于维护牙周健康就显得尤为重要。那么，出现哪些症状应该到牙周科就诊呢？

（1）刷牙或咬硬物时牙龈出血。健康的牙龈在刷牙和进食时是不会出血的。许多人认为牙龈出血是身体"火"太大了，吃点"败火"的药就可以了，甚至怀疑得了血液系统疾病。实际上，多数情况下牙龈出血是牙周炎最早期的症状之一，是机体发出的信号，告诉您牙龈发炎了。如果您不重视这个信号，那么牙周炎就会继续发展下去。

（2）有持续性的口臭。引起口臭的原因有很多，其中牙周炎是一个重要的原因。牙周炎造成的牙龈出血，组织发炎，致病的细菌产生代谢产物都会造成口臭。

（3）牙齿有松动、移位或咀嚼无力。当牙周病持续发展造成牙周组织的破坏，牙齿的支持力不足，就引起牙齿松动、位置改变或吃东西用不上力。实际上这是牙周病到了中期或晚期的一种表现。

（4）感觉牙缝越来越大。随着牙周组织的破坏，牙龈开始向牙根方向退缩，牙根暴露出来，使患者感觉牙缝越来越大。

（5）因牙根暴露，牙齿对冷热刺激敏感，特别是遇冷刺激，如吸入冷空气、进食冰激凌、冷水刷牙、漱口等时，牙齿出现一过性、尖锐性的疼痛。

实际上牙周病的临床表现还有很多，在此列举的只是常常出现又没有引起患者足够重视的一些症状。出现这些症状时，应当及时到牙周科就诊，阻止病变进一步发展。

4. 牙齿上的软垢和牙石是怎么形成的？

（1）牙菌斑与软垢：人类口腔是一个复杂的生态环境，有众多的细菌定植其中。迄今已分离出至少300多种。这些细菌并不是以个体的形式存在，而是按照一定的规律形成了特定结构的群体，称为牙菌斑。牙菌斑最初由唾液中的唾液蛋白或糖蛋白吸附至牙面，很快形成一层薄膜。随着时间的推移，口腔内的各类细菌不断黏附、定植于薄膜上，形成了有规律的细菌性群体。可以说牙菌斑是口腔内细菌生存、代谢和致病的温床。牙龈附近的牙菌斑是造成牙周疾病的直接原因。牙菌斑和食物残渣、口腔黏膜脱落的上皮、唾液中的蛋白等混合堆积则形成软垢。软垢对牙面的附着相对疏松，漱口可以去除一部分软垢，然而牙菌斑在牙面上附着相对牢固，不能被水冲去或漱掉，因此漱口不能有效地去除牙菌斑。一般来说，牙菌斑肉眼看不见，但可以通过菌斑显示剂显示出来，12 小时以上的牙菌斑就可以被菌斑显示剂着色，在牙面上涂上菌斑显示剂漱口后牙面上剩余的着色部分即为牙菌斑（图 1-5）。刷牙是最有效的清除牙菌斑的方法，可以通过日常有效的刷牙来控制牙菌斑，减少软垢。

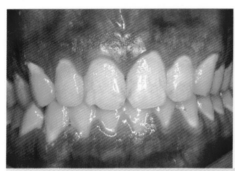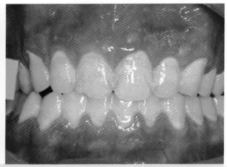

图 1-5　菌斑染色前后

（2）牙石：随着牙菌斑在牙面上的堆积，唾液或龈沟液中的矿物质逐渐沉积在牙菌斑中，使牙菌斑钙化形成了牙石。每个人口腔内牙石形成的速度、形态和硬度是不同的，它的沉积是由少到多，逐渐形成的。牙菌斑还没钙化的时候，刷牙很容易将其清除掉，但逐渐钙化形成牙石之后用牙刷就没那么容易了。根据牙石沉积的部位，以牙龈边缘为界，可分为龈上牙石和龈下牙石。龈上牙石沉积在靠近牙龈边缘的牙面上，可直接看到，呈黄色或白色，也可因吸烟或食物着色而呈深色，一般体积较大（图 1-6）。龈下牙石沉积在龈缘以下的牙面上，肉眼看不到，呈褐色或黑色，比龈上牙石体积小而硬，一般与牙面的附着比龈上牙石更牢固，需要医生用探针才能检查到。

人们在日常生活中，肉眼能看到的是牙石，故多认为牙周炎与牙石有关。但事实上，牙石表面很粗糙，也会附着牙菌斑，牙石和牙面上附着的牙菌斑才是牙周病的诱发因素。牙石仅仅是一个局部的刺激因素，它为牙菌斑的进

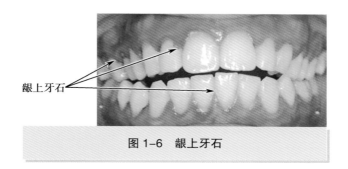

龈上牙石

图 1-6　龈上牙石

一步积聚和矿化提供了理想的表面。具体来说，一方面，牙石既坚硬又粗糙，使表面附着的牙菌斑与牙龈紧密接触，引起牙龈的炎症反应；另一方面，牙石是多孔结构，可以吸附和积聚大量的细菌毒素，也加重了炎症反应。牙石不能通过刷牙等个人的清洁措施清理掉，只能由口腔专业人员进行专业的牙周清洁。

5. 牙齿上为什么有色素沉着？

许多人会发现自己牙齿表面有黑色或者褐色的东西，尤其是长年吸烟的人，牙齿上有很多烟斑，这些都是牙面的色素沉着。根据其来源不同，大致可以分为外源性色素沉着和内源性色素沉着两种。

外源性色素沉着通常与食物、化学物质、烟草及色源细菌有关：①一些食物如茶叶、咖啡、含色素的饮料、槟榔等容易使牙面着色；②某些金属色素进入口腔沉积于牙面或渗入牙组织后，会形成不易去除的颜色。此外，口腔科常使用的某些抗牙菌斑的漱口液也可能引起牙面、舌黏膜等部位着色；③长期吸烟的人口腔内常有焦油沉积于牙面形成的烟斑，呈黄色、褐色或黑色。烟斑形成于牙面，常与牙菌斑、牙石结合，甚至渗透进入牙齿表面，故我们经常看到吸烟者有黑色的牙石或牙面，且刷牙不能去除。烟斑主要分布在下前牙舌侧和上磨牙腭侧牙面的颈 1/3 处、邻面或点隙裂沟处，其形状多样，也可随牙菌斑呈散在的点状分布，或沿牙龈缘呈狭窄条带状分布，也可扩展到整个牙面。

内源性色素沉着一般是在牙齿发育过程中，色素沉积在了正在发育的牙体组织中，使牙体组织本身出现颜色的改变和发育的异常，可见于以下三种情况：①与药物有关的牙齿变色，比如母亲在妊娠 4~5 个月后或儿童在 7 岁之前有四环素用药史，四环素经血液循环会沉积在发育的牙齿内部，使牙齿变黄；②儿童在 6~7 岁前饮用过高含氟量的水，就可能导致氟斑牙，牙面会出现白色、棕褐色斑块，一般与地域有关；③牙齿内的牙髓发生坏死后与细菌的分解产物结合，牙齿就会变黑。通过常规的牙齿清洁方法是不能改变以上变色的牙齿颜色，此时需要咨询口腔科医生，选择合适的方法，解决牙齿的美观问题。

事实上，牙面着色本身对于牙龈的刺激是不大的，大部分人更在意其对美观的影响，但由于色素容易沉积在牙菌斑和牙石上，大而厚的色斑沉积物能给牙菌斑提供积聚和刺激牙龈的粗糙表面，继而造成或加重牙周组织炎症。所以在日常生活中，人们应做好个人口腔卫生，养成良好的口腔卫生习惯，这将极大地有助于预防或减少牙面着色。

6. 老了是不是一定会掉牙？

随着年龄增长，牙齿和其他器官一样趋向衰老，老年人往往觉得自己少几颗牙很正常，"老掉牙是正常的衰老"实际上是一个很大的误区。牙齿其实不是"老"掉的，也有老年人虽年近八九十岁，牙齿依旧很健康，而有些年轻人，还不到老就掉牙了，这又是为什么呢？牙齿的增龄性改变可以使牙齿有所磨耗，但是牙齿脱落却是由病理原因造成的结果，"罪魁祸首"便是牙周病。牙齿和牙周支持组织的关系就如同树木和土壤，如果把牙齿比作树木，牙槽骨就相当于土壤。土壤肥沃丰厚，树木就会长得茁壮牢固。牙周病会使"土壤"流失，"树木"没有了依傍，自然牙齿就松动、脱落了。

大多数患者是因为没有掌握正确的口腔维护方法并养成良好的口腔卫

生习惯，而牙周病多数情况下是慢性无痛性进展的，早期症状容易被忽视，疾病发展可经历数年至数十年，等到出现明显的牙齿松动、脱落时患者往往年龄偏大，多数是老年人。而且老年人免疫功能较差，往往患有一些全身性疾病，而牙周病与全身健康状况息息相关，如血糖没有控制好会加重牙周病，并形成恶性循环，因此老年人也更容易患牙周病。此外，牙周病也与精神压力、内分泌变化等关系密切，比如更年期之后的女性内分泌发生变化，这种危险因素再加之精神压力过重，更容易导致牙槽骨吸收、牙齿松动。所以，"老掉牙"的"罪魁祸首"不是年龄，而是牙周病。

7. 就医时医生会作哪些检查？

当出现牙龈红肿、出血，牙龈退缩，牙根暴露，牙齿松动、移位，咀嚼无力等牙周病的症状时，需及时到牙周专科就诊。就诊时一般需要作牙周专科检查、口腔 X 线检查，必要时还需化验检查。

牙周专科检查包括对口腔卫生状况的评估，观察牙龈的颜色、形态、质地的改变情况以及用带刻度的牙周探针探查牙周袋的深度、牙龈退缩的程度等，还包括牙齿松动程度、牙齿排列情况、牙齿咬合关系以及有无龋坏牙、不良充填体、不良修复体的检查。牙周的专科检查是对牙周健康状况的全面细致检查，也包含了对整个口腔的系统检查。这是因为口腔内的一些局部因素会影响牙周病的发生和发展（详见本章问题 2），全面的检查对分析病因、治疗方案的制订以及疗效的观察都至关重要。

牙周病常需进行口腔 X 线检查以判断牙槽骨吸收破坏的程度、范围和类型。口腔科常见的 X 线检查主要有全口牙位曲面体层 X 线片（俗称"全景片"）（图 1-7）和根尖片（俗称"牙片"）（图 1-8），必要时

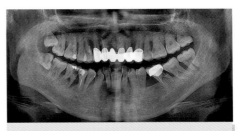

图 1-7　全景片

可做锥形束 CT（CBCT）辅助检查。

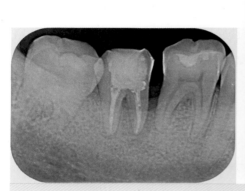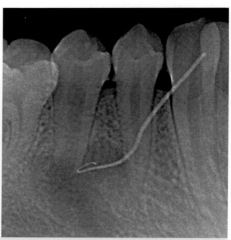

图 1-8　根尖片

　　一些全身性疾病有时会首先表现出牙周病的症状，如白血病、血友病、再生障碍性贫血等血液系统疾病以及肝肾疾病等可出现牙龈的肿胀或出血，但这些全身性疾病往往伴随着全身的相关症状。因此，除应到牙周专科就诊排除单纯的牙龈炎症，往往还需要作相关的血液检查并到相应的内科就诊。

8.　口腔 X 线检查对身体健康有影响吗？孕妇可以拍牙片吗？

　　在牙周病的诊断和治疗中，X 线检查是必不可少的，根据具体的情况可以拍根尖片、全景片、CBCT。

　　依照目前国际放射防护委员会的推荐，一般民众辐射限值为每人每年不得超过 5mSv（5000μSv）。

　　拍一次根尖片辐射剂量约 5μSv，拍胸片辐射剂量约 20μSv，放射工作人员每年的年辐射剂量限额为 50mSv。

　　通常一个人每年受到的辐射剂量大约在 4mSv 左右，这是一个很小的剂量，也是安全剂量。而其中大约 85% 的辐射来源于自然界，仅剩余的大约 15% 左右才是医学检查。

目前没有临床证据证明诊断性的 X 线检查一定会导致身体损害，但不排除潜在损害。骨髓、甲状腺及性腺是对 X 线比较敏感的器官。骨髓被认为是放射线诱导白血病的靶器官，甲状腺是放射线诱导癌变率最高的器官之一，性腺则是诊断用剂量就可以导致基因突变的器官。那么孕妇可以拍牙片吗？

在某些口腔治疗的紧急状况下，孕妇可能不得不在孩子出生前拍牙片。虽然对于孕妇的牙周病治疗通常有自由的时间选择性，但是不主张孕妇在怀孕前 3 个月拍牙片，毕竟胎儿较常人更敏感。而 3 个月过后，孕妇必须接受 X 线拍摄时，应穿防护服——铅衣或是腹部围上"铅橡皮围裙"，以防止放射线危害孕妇和胎儿。在此条件下，对胎儿的影响几乎微不足道。专家强调，只要不是对准腹部或其附近部位的高剂量 X 线辐射，准妈妈大可不必过于担心。

9. 牙周病患者就医前需注意的问题和应作的准备有哪些？

牙周病早期是无痛性进展的过程，定期的口腔检查尤为重要，应每 3~6 个月由口腔专业人员对牙周的健康进行检查和评估，早期发现问题、早期治疗。此外，如出现牙龈出血、肿胀，牙龈退缩，口腔异味，牙齿松动、移位等牙周问题也应及时就诊。牙周病发展到晚期往往预后不佳，一些牙齿无法保留，会影响美观和咀嚼功能，因此关注牙周健康，及时就医特别重要。

一些牙周病患者往往伴有全身性疾病，这些患者在就医前应注意一些问题并作好相应的准备。

（1）高血压患者

高血压患者分为：轻度高血压，收缩压 140~159mmHg 和（或）舒张压

90~99mmHg；中度高血压，收缩压 160~179mmHg 和（或）舒张压 100~109 mmHg；重度高血压，收缩压≥ 180 mmHg 和（或）舒张压≥ 110mmHg。

需注意：就医前应测量血压并向医生说明血压情况，轻度高血压可进行常规的牙周治疗；中度高血压可选择性地作一般性的牙周治疗但不建议手术治疗；重度高血压患者应去心内科会诊，控制血压后再进行牙周治疗。

（2）糖尿病患者：糖尿病患者自身具有较高的牙周炎易感性，尤其是血糖控制不佳的患者，其牙周炎症更难控制，且易出现牙周急性炎症。此外，未经控制的牙周炎可能会增加血糖控制的难度，同时也可能诱发心血管疾病、肾病等其他并发症。

对患糖尿病但尚未出现牙周炎的患者，建议采取积极的牙周预防措施，并定期由牙周专科医生进行牙周检查。儿童和青少年糖尿病患者，推荐从 6 岁开始每年进行牙周检查。对反复出现牙周脓肿者，应警惕伴有糖尿病的可能，建议患者作进一步的内科检查。

糖尿病患者的牙周治疗应根据血糖控制情况及其健康状况实施。治疗时机和时间控制也很重要。一般糖尿病患者的牙周治疗推荐安排在上午早饭后和服用降糖药物后约 1.5 小时，治疗时间应控制在 2 小时以内，以避免影响患者的正常饮食。

（3）心脑血管疾病患者：心脑血管疾病患者应注意是否服用了一些影响血小板功能或凝血功能的药物，如阿司匹林等可影响血小板功能，在服用此类药物数小时后方可进行牙周治疗。必要时还应检测凝血指标，请内科医生会诊，决定是否可以停药。脑卒中患者发病 6 个月内不宜进行牙周治疗，仅可处理疼痛、出血等紧急情况。发病 6 个月后可进行牙周治疗，但就诊时间应尽量缩短。

（4）肝病患者：肝功能异常时应注意由肝病引起的凝血功能障碍，发现有凝血功能障碍时不宜行牙周手术治疗。

（5）肾病患者：急性肾功能不全的患者应谨慎治疗。尿素氮 ≥ 60mg/dL，肌酐 ≥ 1.5mg/L 者不宜进行牙周治疗。

（6）肿瘤患者

1）肿瘤手术治疗患者：头颈部肿瘤手术前应尽可能进行彻底的牙周治疗。术后张口受限期间应注意口腔冲洗。非头颈部肿瘤手术治疗患者，全身状态可耐受者，治疗同普通患者；全身状况不佳者，可行姑息治疗。

2）肿瘤放疗患者：肿瘤患者放疗前，条件允许的情况下建议进行预防性口腔检查及牙周基础治疗，消除口内感染灶，并适当放宽拔牙的适应证。拔牙等口腔有创治疗需至少在放疗前 14 天完成，待软组织愈合后再行放疗。

非头颈部肿瘤已行放疗的患者，应评估全身耐受情况，全身条件较好者治疗原则同普通患者；全身条件不佳者可行可耐受范围内的牙周基础治疗，避免创伤性手术治疗。

头颈部肿瘤已行放疗的患者，牙周治疗前必须进行全身状况评估，确定耐受能力。全身状况耐受者可行牙周基础治疗，如放疗剂量高于 60Gy，建议尽可能推迟拔牙、牙周手术等有创伤性治疗。此类患者需加强口腔卫生，严格强调自我菌斑控制，建议使用含氟牙膏刷牙，使用含氟漱口液漱口，可局部涂氟预防放射性龋坏。

3）肿瘤化疗患者：肿瘤患者化疗前，条件允许的情况下建议进行预防性口腔检查及牙周基础治疗，以消除口内感染灶。大部分化疗药物都能引起骨髓抑制，牙周治疗前应进行血常规检查。血小板 <50 000/mm³ 时，应避免拔牙、牙周治疗，如确实需要牙周治疗的患者，应请内科医生会诊，根据会诊意见给予适当治疗。

化疗期间可出现暂时性白细胞计数降低，牙周治疗应在白细胞未受抑制时进行，一般在上一次化疗后的 2~3 周、下一次化疗前。在白细胞显著异常时，牙周治疗必须避免损伤软组织。

（7）其他：长期或静脉注射使用双膦酸盐的患者，不建议行牙周手术治疗。短期口服且可停药的患者，牙周治疗需慎重，可分多次进行，每次只进行少量处理。此类患者的自身免疫防御机制受损，应加强口腔卫生指导，严格控制菌斑，并且治疗前后均应联合使用抗菌药物。

（毕良佳　宋玉琦）

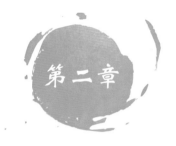

第二章

牙周疾病的主要症状及伴发病变

1. 刷牙和进食时牙龈出血是怎么回事?

很多人都有这样的经历，早晨刷牙的时候，在白色的牙膏泡沫中无意中发现红血丝，咬苹果的时候，有时还会留下带血的齿印，但是不疼不痒，也没有其他异常现象。这究竟是怎么回事呢?

牙周疾病是刷牙出血最可能也是最常见的原因。牙龈由表层的上皮组织和深层的结缔组织构成。当牙龈发生炎症时，牙龈结缔组织中的毛细血管会扩张和充血，上皮出现增生，但上皮也可因溃疡存在而变薄，都会使龈沟内上皮的连续性发生中断，以致其保护作用降低，此时微小的刺激都能引起毛细血管的破裂和出血，也就是刷牙或咬硬物时牙龈会出血（图2-1）。

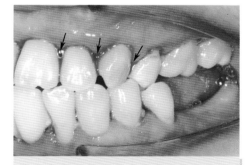

图2-1　牙龈出血（箭头示）

　　牙龈出血包括自发性出血和被动性出血，前面说的就属于被动性出血，在外界机械刺激作用下牙龈出血。发现这种情况后，我们要去医院检查是否有牙周疾病。若牙龈出现自发性出血，除去医院除检查牙周组织外，更要重点进行血液检查，以排除血液系统疾病。

　　牙龈出现炎症的原因很多，最根本的一个原因是牙菌斑的形成。我们会在下面的问题中详细叙述。另外还有一些局部的促进因素，如牙齿排列不齐导致清洁不彻底（图2-2）、牙石（图2-3）、烟斑（图2-4）、茶渍、食物嵌塞、口腔不良习惯等。

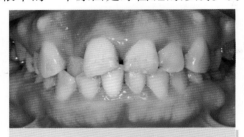

图2-2　牙齿排列不齐导致清洁不彻底

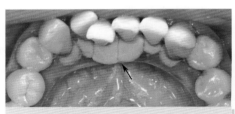

图2-3　牙石（箭头示）

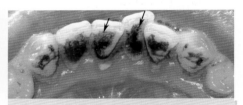

图2-4　烟斑（箭头示）

　　全身性疾病导致的牙龈出血应针对有关疾病的病因加以治疗，而由局部原因引起的牙龈出血，应针对不同的原因加以防治。对于牙龈炎、牙周病等造成的牙龈出血，要及时到专科医院积极治疗，并且要注意口腔卫生，认真刷牙，辅助使用牙线、牙间隙刷或冲牙器，养成良好的口腔卫生习惯，消除不良修复体的刺激，重新调整不适合的假牙，固定松动的牙齿，调整各个牙齿的咬合关系，而且要养成定期洁治的良好习惯。

2. 口腔异味的原因是什么？能治吗？

　　答案是肯定的，口腔异味可以治疗。常常有患者因为觉得自己说话时有异味（口臭），严重影响社交而来医院就诊。口臭是指从口腔或其他充满空气的空腔中如鼻、鼻窦、咽，所散发出的臭气。引起口臭的原因有很多，大致可分为外因和内因两个方面。

（1）外因多是由于食用了洋葱、大蒜、韭菜、臭豆腐等刺激性食物或某些药物（如甲硝唑等）、吸烟和饮酒等，引起口内暂时性的异味。这种情况一般停止食用引起口腔异味的食物、药物，早晚认真刷牙，饭后用清水漱口，定期进行口腔检查及洁牙，清除牙菌斑、牙石等致病因素，症状能有所改善。除此之外，有时患者觉得自己口腔有异味，但经过专业人士检查并未得出阳性结果，这是假性口臭，与心理因素有关，可通过相关的心理咨询来改善症状。

（2）内因则是来源于口腔或系统性疾病，此为病理性口臭。病理性口臭又可分为口源性口臭和非口源性口臭。

1）口源性口臭是引起口臭最主要的原因：①牙周病患者可伴有牙龈出血（图2-1）及食物嵌塞（图2-5）等症状，经口腔内细菌作用后产生挥发性硫化氢等气体，产生臭味；②当牙齿龋坏严重或进展到牙髓炎及根尖周炎时，常引起食物嵌塞于深窝洞内，食物、病变坏死的牙髓组织与细菌代谢产物混合在一起产生臭味；③干燥综合征患者因唾液少，唾液流速下降，降低了唾液的冲刷作用，使细菌大量繁殖，分解蛋白产生硫化氢而引起口臭；④其他如坏死性龈口炎、口腔念珠菌病、口腔溃疡、残根和残冠等，也都可引起口臭症状。

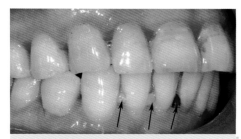

图2-5　食物嵌塞（箭头示）

治疗口源性口臭，最主要的是对症治疗，去除引起口臭的致病因素，如去除大块牙石，控制牙菌斑，充填龋齿或行根管治疗，治疗口腔黏膜疾病、去除不良修复体及拔除残根等，同时保持口腔卫生。因舌苔过厚引起的口臭，应注重舌面清洁。唾液分泌少的患者可刺激唾液分泌或使用替代物，鼓励患者咀嚼富含纤维的食物或嚼口香糖等。

2）非口源性口臭与系统性疾病相关，应及时对这些疾病进行局部或全身相应的治疗。反流性食管炎、食管癌、幽门狭窄、胃肠道出血、功能性消化不良及胃癌等消化道因素；肺脓肿、肺结核、支气管扩张及扁桃体炎等呼吸道因素以及肝、肾功能衰竭，血液病，糖尿病，尿毒症，维生素缺乏及金属元素中毒等，均可引起口臭。

3. 为什么牙缝会变大?

牙缝变大主要是牙周疾病造成了牙周组织的破坏和吸收，使正常被牙周组织充满的牙间隙因牙周支持组织的减少而出现了空隙。也可因为牙齿的病理性移位，牙齿周围的支持力减少，牙齿受力不平衡，使牙齿向受力的方向发生移位而使牙缝变大。患牙周炎后，牙周袋内的炎性肉芽组织也会使牙齿移位。

牙齿周围被牙槽骨包裹着。在生理情况下，牙槽骨的吸收和新生是平衡的，故牙槽骨高度保持不变。牙齿形态正常、接触良好、牙列完整以及肌肉的力量平衡都维持着牙齿的稳定。在组织学上，当龈沟内有牙菌斑时，牙菌斑内的细菌会释放细菌毒素，刺激牙龈组织内相关的细胞释放炎症介质，经过一系列的细胞生理活动从而诱导牙槽骨吸收（图2-6），牙龈贴附于牙槽骨生长，从而牙龈也不断退缩，形成"黑三角"，使患者感觉牙缝越来越大（图2-7）。

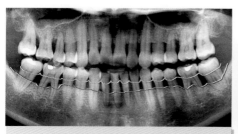

图2-6 全景片示牙槽骨吸收（黄线为正常牙槽骨高度，红线为患牙周炎后实际牙槽骨高度，二者高度差即为吸收的牙槽骨高度）

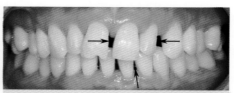

图2-7 牙缝及"黑三角"（箭头示）

牙缝变大后不能恢复，平时一定要使用牙线或者牙间隙刷来清理牙缝，以免加重牙齿周围支持组织的破坏或者发生龋坏。若因为牙齿移位影响美观想修复牙缝，一般可采用正畸的方法。对于个别牙缝变大的情况，也可以采用冠修复的方法。

4. 牙根为什么暴露了？根分叉病变是怎么回事？

牙根暴露主要是因为牙龈退缩（图2-8）。正常情况下牙根表面被健康的牙龈覆盖，当发生牙龈退缩后，被牙龈覆盖的牙根就暴露在口腔内。根分叉病变是指牙周病变累及后牙的根分叉区域，导致根分叉区的骨吸收，临床上用探针可以探到牙根的分叉外形（图2-9）。

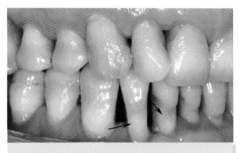

图2-8　牙根暴露（箭头示）

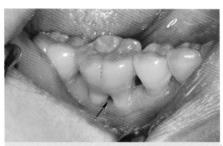

图2-9　根分叉病变（箭头示）

（1）造成牙龈退缩的原因有很多：①解剖因素，正常情况下牙齿处于牙弓的中间位置，牙根周围均有一定厚度的骨。当牙齿在牙弓内的位置异常时，会造成牙根在某一面的骨厚度变薄，当受到刺激或者发生炎症时，薄弱的骨很容易被吸收，导致骨表面覆盖的牙龈随之退缩，牙根暴露；②在牙齿矫正过程中，也可能会发生牙龈退缩；③牙周炎症也可造成牙龈退缩，主要是牙周炎导致牙齿周围的牙槽骨吸收，牙槽骨的高度降低，牙龈就会随之发生退缩，导致牙根暴露；④日常的不良刷牙习惯或者一些不当的口腔治疗，如不良冠修复体的边缘刺激牙龈缘也会造成牙龈退缩。

（2）在解剖学上，后牙从牙颈部发出2~3个根，牙根尚未分叉的地方为根柱，各个牙根分开的区域即为根分叉区。根分叉病变的原因：①根柱越短，根分叉的开口越靠近牙颈部，牙周炎发生后，就越容易出现根分叉病变；②牙根分叉的角度越小，即两牙根之间相距较近或牙根融合者，治疗器械难以进入，也容易出现根分叉病变（图2-10）；③牙根的外形凹陷或者牙颈部的牙釉质突起也常常造成根分叉病变；④咬合创伤也会加重根分叉病变，因为根分叉区咬合应力集中，牙周的炎症进入该区，咬合创伤会和炎症一起加速组织破坏。

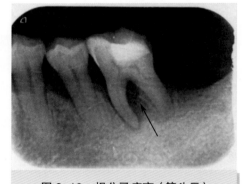

图2-10　根分叉病变（箭头示）

（3）根据根分叉周围骨吸收的严重程度，根分叉病变可以分为4度：

Ⅰ度：病变早期。牙根分叉区域的骨吸收很轻微，用牙周探针从牙周袋内可以探到牙根分叉的外形，但不能水平探入分叉内。

Ⅱ度：一个或一个以上的根分叉区内已有骨吸收，用牙周探针可从水平方向部分地进入分叉区内。

Ⅲ度：根分叉区内的骨全部吸收，形成贯通性病变，探针能水平探入分叉区与另一侧相通，但它仍被牙周袋所覆盖而没有直接暴露于口腔。

Ⅳ度：根分叉区的骨完全被破坏，而且由于牙龈退缩，根分叉区完全暴露于口腔中。

（4）牙龈退缩的治疗：牙龈退缩后，退缩的牙龈不能自行恢复，需采用牙周手术的方法才能恢复牙龈高度。现在也有对口腔内大面积牙龈退缩使用义龈修复的方法，利用一些和牙龈相似的生物材料覆盖暴露的牙根。

根分叉病变的治疗主要是尽可能进行彻底的牙周袋内清创，常常需要通过手术的方法，形成一个便于患者自我控制牙菌斑的牙根外形。手术治疗包括促进骨新生、修复根分叉区病损或者暴露根分叉区，利于患者控制牙菌斑。

5. 牙齿敏感是怎么回事？有办法解决吗？

当然有办法解决。在日常生活中如果遇到冷、热、酸、甜刺激时感觉牙齿敏感不适，这提示您可能患了牙本质敏感症。

（1）表现：牙本质敏感症是很容易出现的口腔问题，主要表现是吃冷、热、酸、甜食物时，牙齿出现短暂、尖锐的疼痛或者不适，刷牙、吃硬的食物时会导致更明显的酸痛。酸痛感随着这些因素的刺激迅速出现，去除刺激因素则消失。牙本质敏感症可发生在个别牙齿或者全口牙齿。

（2）原因：牙本质敏感症发生的原因跟牙齿的结构有关系。牙齿内部的神经被两层结构保护，紧贴着神经的一层结构是牙本质，最外部的结构是牙釉质。牙齿敏感就和牙本质的结构有关系。牙本质是由小管组成的结构，这些小管贯通牙本质全层，当最外层的牙釉质被破坏的时候，外界的冷、热、酸、甜或者机械刺激就能够通过这些小管传到牙齿内部的神经中，导致牙齿酸痛。牙齿磨损（图2-11）、楔状缺损、牙折、龋病都能导致牙齿最外层的牙釉质被破坏，发生牙本质敏感。

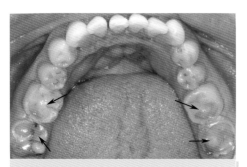

图 2-11　后牙牙齿磨损致牙本质敏感（箭头示）

牙龈萎缩也会造成牙本质敏感，主要是因为牙釉质在牙龈萎缩的位置很薄，很容易被磨损，有 10% 的牙齿在这个位置没有最外层牙釉质结构的保护，一旦牙龈萎缩，牙本质直接和口腔内的刺激相接触，就会造成敏感。

（3）牙本质敏感症一经确诊，可以通过以下方法治疗：①可以先尝试用抗敏感的牙膏刷牙，市面上有许多种类的脱敏牙膏，可以自行选择。除了刷牙，还可以把脱敏牙膏涂在牙齿敏感的地方，对牙本质敏感也有缓解。②如果尝试使用脱敏牙膏一段时间以后，牙本质敏感的症状没有改善，就需要进行专业的口腔治疗。一般是用专业的牙齿脱敏药物涂布在牙齿敏感的部位，通过药物作用使牙本质的小管结构封闭，刺激不能再通过小管传到牙齿的中心，从而达到治疗作用。但是这种专业的口腔治疗需要很多次，需要患者积极配合医生治疗，而且不要有太大的心理负担，心理过度关注可能会造成牙齿或者口腔黏膜的感觉异常。③激光脱敏的方法，激光脱敏是利用激光的热效应作用于牙本质小管，瞬间使其热凝封闭。④对于经过脱敏治疗，症状还不能改善或者脱敏后又反复发作，患者非常痛苦，强烈要求治疗的情况，可以考虑作口腔修复治疗，就是利用人工冠隔离外部的冷热酸甜刺激，必要的情况下可以先把内部的神经拔除后再做人工冠修复。

6. 为什么牙龈反复肿胀？是"上火"的缘故吗？

牙龈反复肿胀不是因为"上火"。当牙龈上出现反复"长包"时，多是牙周病发展到晚期的伴发病变，即牙周脓肿。在中国，慢性牙周炎的发病率很高，但人们对这种疾病的认识普遍不足，即使出现牙龈红肿、刷牙或者吃馒头、啃苹果时牙龈出血，有时也都没有引起足够的重视，直到牙龈上突然起"大包"、伴随着牙疼或是"大包"反反复复一直不见好，甚至出现很明显的牙松动，才去医院就诊。

牙周脓肿是一种局限性化脓性炎症，位置一般较深（图2-12）。病变局限于单个牙的脓肿为单发脓肿，局限于多个牙齿的脓肿为多发脓肿。临床上多见发生在个别牙唇、颊侧牙龈上。牙周脓肿的重要特征是：脓液在牙周袋中局部积聚；通常发生在牙齿的唇、颊侧或舌、腭侧；牙龈肿胀、发红；可能形成半球状的肿包。

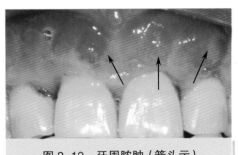

图 2-12　牙周脓肿（箭头示）

牙周脓肿发生的原因复杂，与很多因素有关：①迂回曲折的深牙周袋与根分叉形态密切相关，这些病变部位比较孤立，炎症渗出往往不易顺利引流，有利于脓肿的形成；②进行牙周洁治或深部刮治时，牙石碎片和细菌被推向深部牙周组织，而冠部牙龈组织因炎症消退变得紧缩，导致炎症引流不畅，引起脓肿形成；③牙髓治疗时发生根管或髓室底侧穿、咬硬物或重度牙周炎伴发的牙根纵裂等，也可引起牙周脓肿；④牙周炎患者，如有异物嵌塞也可引起牙周脓肿；⑤当有严重的全身消耗性疾病或机体抵抗力下降时，容易发生牙周脓肿，如糖尿病患者患牙周炎时，其牙周组织炎症通常较重，易伴发牙周脓肿。

发生牙周脓肿时需要到专科医院就诊，治疗原则是去除诱因和脓液引流。若是由于根尖病变引起的脓肿在牙周处排脓，还需要进行根管治疗。

7. 食物经常塞牙是怎么回事？

正常情况下，牙与牙之间有接触点和外展隙，接触点是两个牙齿之间接触的区域，而外展隙是在两个牙齿的接触点向四周展开的间隙。咀嚼的时候，食物通过外展隙被排出。当相邻的两颗牙齿之间有紧密的接触和良好的牙齿形态时，就不会出现食物的嵌塞。如果两牙之间的接触关系或者是正常形态出现破坏或改变，在咀嚼过程中，食物就会被咬合的压力楔入相邻两牙的牙间隙内，出现食物嵌塞。

按照食物嵌塞的方式不同，可分为垂直性嵌塞和水平性嵌塞。垂直性嵌塞是食物从咬合面垂直方向嵌入牙间隙内，水平性嵌塞是食物由于唇、颊和舌的压力将食物水平向压入牙间隙。

（1）垂直性嵌塞的可能原因

1）两颗相邻的牙齿之间失去正常的接触关系，出现缝隙，如：①牙齿邻面的龋齿破坏了正常的牙齿结构，造成了缝隙的出现；②牙齿的错位或扭转造成了牙齿之间的间隙；③缺失牙之后没有及时修复引起两侧邻牙向中间倾斜，造成两侧多个牙齿之间的间隙；④过度松动的牙齿与邻牙接触不佳，造成缝隙；⑤倾斜的智齿也会造成食物易嵌塞在倾斜的空隙内。

2）来自对殆牙齿的异常咬合力或楔力将食物压向两牙之间。这种情况多是由于各种原因造成的牙齿形态异常，如有过度尖锐的牙尖将食物楔入两牙之间，也可因牙齿的倾斜等原因造成食物易嵌入两牙之间。

3）正常的牙齿接触区域周围有特殊形态的空隙即外展隙，食物可顺此通道溢出而不会嵌入两牙之间。当外展隙被破坏，此空隙过小不利于食物溢出时，食物就会被嵌进两牙之间，导致食物嵌塞的发生。

（2）水平性嵌塞的可能原因：如果两牙之间的龈乳头退缩等原因造成两牙之间下方出现空隙，食物易在唇、颊及舌部的力量下水平进入此间隙（图2-5）。

食物嵌塞的治疗，一般是对症处理，及时控制牙周炎症，恢复正常的接触关系，利用烤瓷冠、全瓷冠或者嵌体恢复邻接关系。此外，还可通过正畸矫正治疗。

8. 牙齿为什么松动甚至脱落了？

很多患者来就诊是因为牙齿一颗颗松动然后掉了，其实这就是牙周病的症状，牙齿脱落给患者造成了咀嚼、发音等功能障碍，也影响了患者的面部美观和心理状态。牙周病通常是一个无痛的循序渐进的过程，由于早期症状不明显，往往容易被人们忽视。

　　牙齿埋在牙槽骨里，就像树根埋在土里一样，当土变少了后，树根就暴露出来，树木就会逐渐开始摇晃。此外，咬合时若咬合力过大或方向异常，就会促进牙齿松动、脱落（图 2-13）。

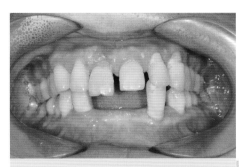

图 2-13　牙齿松动、移位、脱落

　　牙周炎是由牙龈炎发展而来的，牙龈炎多是由于刷牙方式不正确或者部分区域不易清洁，使细菌逐渐堆积形成牙菌斑，再矿化成牙石，不断刺激牙周组织使其发生炎症反应。在最初的牙龈炎阶段，患者往往感觉不到自己的口腔问题，因症状不易被察觉，而且患者容易忽视问题的严重性。但是，随着病情加重，进入牙周炎阶段，细菌可进一步侵蚀牙槽骨，牙齿逐渐松动，最终脱落。

　　防止牙齿脱落需要我们重视刷牙出血等小的症状，及时去医院就诊治疗，早发现、早治疗牙周疾病，并且学会调节精神压力、避免营养不良、戒烟戒酒、控制血压和血糖。保持口腔清洁，养成正确刷牙、使用牙线和牙间隙刷的习惯。在完善牙周治疗后，患者还需定期复诊，避免外力对牙齿的损伤，防止牙齿松动和脱落。

　　牙周疾病并不像牙髓炎等疼痛明显的疾病，前期症状常体现在牙龈颜色、质地的变化，刷牙或咬硬物出血，牙齿敏感等，许多患者往往在牙齿松动，甚至脱落时才有所察觉，造成了不可逆的健康损害。众所周知，汽车需要定期保养，我们的口腔同样需要定期保养。预防性的口腔检查可以及时了解如何预防疾病并对疾病的前期损害进行处置，做到有效止损。在治疗牙周疾病后，也需要定期复查，维护好治疗效果，避免疾病复发，并为保护全身的健康打下基础。

（林莉）

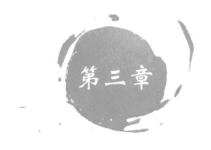

第三章

牙龈病

1. 什么是牙龈病？牙龈病有哪些类型？

牙龈病是局限于牙龈组织的病变，是一类常见的口腔疾病。牙龈病涉及人群广，几乎每个人在其一生中的某个时间段都可能发生不同类型和不同程度的牙龈病，其早期临床表现通常为牙龈出血、牙龈红肿和口腔异味等。根据引起牙龈病的原因，牙龈病可分为菌斑性牙龈病和非菌斑性牙龈病两大类。前者包括仅与牙菌斑有关的牙龈炎、受全身因素影响的牙龈病、受药物影响的牙龈病和受营养不良影响的牙龈病；后者则主要包括病毒、真菌等引起的牙龈病、某些系统性疾病和遗传性疾病在牙龈的表现等。

2. 为什么会得牙龈炎？

牙龈炎是菌斑性牙龈病中最常见的一种类型，可能在任何人的口腔中发生。牙龈炎最主要的原因是口腔卫生维护欠佳，龈缘附近牙面上牙菌斑堆积所致。牙菌斑是基质包裹的互相黏附，或黏附于牙面、牙间或修复体表面的软而未矿化的细菌性群体，是一种不能被水冲去或漱掉的细菌性生物膜（图3-1）。当食物中的淀粉和糖等与口内的常见细菌相互作用时，便会形成牙菌斑。残留在牙面或根面上的牙菌斑可以矿化形成牙石（图3-2），牙石是细菌生长繁殖的"巢穴"，可黏附细菌并为细菌提供防护屏障，最终刺激牙龈，引起牙龈的炎症，临床上表现为牙龈红肿和牙龈出血等。

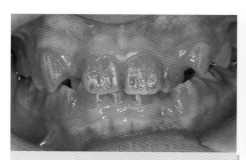

图3-1 牙菌斑染色后的牙面（郭淑娟医生提供，王雁护士拍摄）

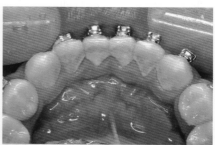

图3-2 牙石（赵蕾医生提供，王雁护士拍摄）

牙菌斑和牙石残留在牙面的时间越长，对牙龈的刺激越久，牙龈的炎症可能就越重。此外，牙菌斑和牙石的堆积也可能导致龋齿的发生。值得注意的是，牙菌斑可以通过刷牙、牙线等清洁工具清除，然而由于它能重复形成因此需要每日清除。这也是我们每天都需要至少刷两次牙的原因。一旦牙菌斑钙化形成牙石后则只能通过专业的牙科清洁措施才能去除。

除了共同的始动因子牙菌斑外，还有一些个体差异因素可能增加患牙龈炎的风险：

（1）年龄：研究表明，牙龈炎在儿童和青少年中患病率高，在青春期达高峰。

（2）吸烟：吸烟与许多疾病有关，如癌症、肺部疾病和心脏病等。研究表明，吸烟可能是牙周病发生发展中最重要的危险因素之一。吸烟者口腔卫生一般较差，牙菌斑和牙石沉积较多（图3-3）。

（3）不良习惯：口腔清洁工具选择不当或方法不正确均可引起牙龈损

伤；磨牙或紧咬牙对牙齿的支持组织施加过大的力，可加速牙周组织的破坏；口呼吸者外露的牙及牙龈干燥，缺乏自洁作用，可使牙菌斑堆积增加导致牙龈炎；吐舌、咬唇、吮指等均可对牙周组织和咬合关系造成一定的影响，从而加速牙龈炎的发生发展。

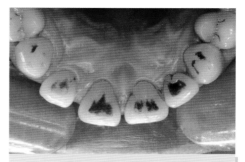

图 3-3　烟斑（刘程程医生提供，王雁护士拍摄）

（4）精神压力：精神压力与许多严重的疾病有关，如高血压、癌症等。压力也是牙龈病的危险因素。研究表明，压力可削弱机体对感染的抵抗力。

（5）营养不良和肥胖：重度的营养不良会损害身体的免疫系统，使机体更难以抵抗感染。在某些情况下，营养不良会使牙龈的状况恶化。

（6）其他促进因素：其他因素如食物嵌塞、不良修复体（图 3-4）、牙错位拥挤等因素均可促进牙菌斑的积聚，引发或加重牙龈炎。

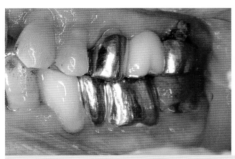
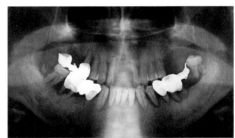

图 3-4　不良修复体导致牙周病（丁一医生提供，王雁护士拍摄）

3. 牙龈的炎症有哪些表现？

健康的牙龈呈现较浅的粉红色，质地坚韧而致密，紧紧包绕在牙齿周围。牙龈处于炎症状态时则会发生颜色、形态、质地等一系列变化。在临床上，医生通常根据以下表现判断牙龈是否存在炎症。

（1）自觉症状：牙龈发炎时，患者往往会出现刷牙或咬硬物时牙龈出血，口腔异味。有些患者还会自觉牙龈局部痒、胀、不适等。

（2）牙龈色泽：游离龈和龈乳头可呈鲜红或暗红色。炎症水肿明显时，龈乳头表面光亮，严重者可波及附着龈。

（3）牙龈外形：炎症时牙龈边缘肿胀变厚，与牙面分离；龈乳头圆钝肥大，部分呈球状增生，甚至覆盖牙面；附着龈点彩可消失，表面光滑发亮。牙龈炎严重时可出现龈缘糜烂或肉芽组织增生。

（4）牙龈质地：常见为牙龈松软脆弱，缺乏弹性。以增生性反应为主时，龈乳头和龈缘坚韧肥大，质地较硬而有弹性。

4. 怎样预防牙龈炎?

由于牙菌斑生物膜不断在牙面形成和堆积，所以牙龈炎易复发，其预防至关重要。预防牙龈炎最重要的就是通过以下措施保持良好的口腔卫生，控制局部危险因素。

（1）刷牙：每天应刷 2 次牙，每次不得少于 3 分钟，并采用正确的刷牙方式（建议采用 Bass 刷牙法），如条件允许也可使用电动牙刷。

（2）漱口：饭后漱口可以去除口腔内的食物残渣，保持口腔清洁，但漱口不能代替刷牙。可使用清洁水、淡盐水或漱口水进行含漱。

（3）正确使用牙间隙刷（俗称"牙缝刷"）或牙线，清洁牙间隙滞留的菌斑与软垢。

（4）改善食物嵌塞：如有食物嵌塞应及时就诊，医生会根据食物嵌塞的原因进行相应的治疗。

（5）预防与及时纠正错𬌗畸形：预防错𬌗畸形需要家长在颌面部生长发育时期给予儿童有利于颌面部组织正常生长发育的食物，及时就诊处理儿童口腔问题，纠正儿童口腔不良习惯。已经发生错𬌗畸形应及时矫正。

（6）定期（每6~12个月1次）到医院就诊，进行牙周保健和健康维护。

5. 什么是青春期龈炎？

青春期龈炎是指发生于青春期少年，受内分泌影响的牙龈炎。牙菌斑是青春期龈炎的主要病因，青春期乳恒牙更替、牙齿排列不齐等原因造成牙齿不易清洁，加之青春期少年口腔卫生维护不当，使牙菌斑滞留，容易引起牙龈炎。同时，青春期少年体内性激素水平的变化使牙龈组织对牙菌斑刺激的反应增强，产生较明显的炎症反应或使原有的牙龈炎症加重（图3-5）。

患青春期龈炎时，患者常有刷牙或咬硬物时牙龈出血、口腔异味等症状。一般可观察到前牙唇侧龈乳头球样突起，颜色暗红或鲜红，质地松软，组织光亮，探诊出血明显。少数患者表现为质地坚韧的牙龈增生。

青春期龈炎的治疗主要是通过洁治术（俗称"洗牙"）彻底去除牙菌斑、牙石，消除牙菌斑滞留和局部刺激因素，也可配合一些局部药物治疗。少数牙龈过度增生肥大患者需行手术治疗以恢复正常的牙龈生理外形，同时还需要患者自我良好的口腔卫生维护，并进行定期复查和维护。如需进行正畸治疗，则需定期行牙周检查和预防性洁治。

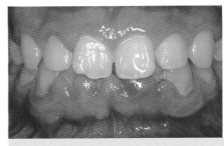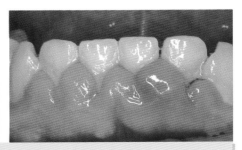

图3-5 青春期龈炎（吴亚菲医生提供，王雁护士拍摄）

6. 什么是妊娠期龈炎?

妇女妊娠期间,因女性激素水平的变化加重了原有的牙龈慢性炎症,有时甚至形成瘤样的改变,这种情况称为妊娠性龈炎(图3-6)。牙菌斑仍然是妊娠期龈炎的直接病因,同时孕期女性激素(特别是孕酮)水平增高也是重要的原因,导致牙龈对局部刺激反应增强,炎症加重,表现为个别牙龈或全口牙龈龈乳头明显的炎性肿胀、肥大、质地松软,轻触易出血,通常前牙较重。一般在妊娠2~3个月后出现明显症状,至8个月时达到高峰,分娩后约2个月,症状减轻至妊娠前水平。

炎症情况下,有的龈乳头可呈瘤样生长,称为妊娠期龈瘤,其本质并非真性肿瘤(图3-7)。妊娠期龈瘤一般发生于单个牙龈乳头,前牙唇侧龈乳头多见。通常开始发生于妊娠第3个月,迅速长大,有蒂或无蒂,色鲜红光亮或暗紫,表面光滑,质地松软,极易出血;呈扁圆形向近远中扩展,多呈分叶状,一般直径不超过2cm;严重时瘤体表面有溃疡或脓性分泌物;瘤体较大时可影响进食。分娩后妊娠期龈瘤能逐渐自行缩小,去除局部刺激因素后部分可以完全恢复,但有的需要手术切除。

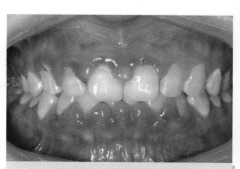

图3-6 妊娠期龈炎(叶畅畅医生提供,
　　　　王雁护士拍摄)

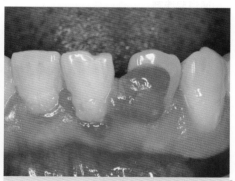

图3-7 妊娠期龈瘤(徐屹医生提供,
　　　　王雁护士拍摄)

妊娠期龈炎的治疗方案与牙龈炎类似，孕中期（12~24周）可分区进行牙周基础治疗。对一些体积较大的妊娠期龈瘤，若妨碍进食、说话，可考虑在妊娠期4~6个月时去除局部刺激因素后手术切除。

妊娠期龈炎的预防非常重要，怀孕前应行牙周检查和预防性洁治。对已有牙龈慢性炎症的患者应在怀孕前及妊娠中期及时治疗。妊娠期间严格进行牙菌斑控制。

7. 哪些药物可以引起牙龈肥大？

长期服用某些药物可能引起牙龈的纤维性增生和体积增大，称为药物性牙龈肥大，又称为药物性牙龈增生（图3-8，图3-9）。与药物性牙龈肥大有关的药物主要有三大类（表3-1）。

表3-1　与药物性牙龈肥大有关的主要药物

药物类别及名称	常见服用人群
免疫抑制剂类	
环孢素	器官移植术后以及白塞病、系统性红斑狼疮和扁平苔藓等自身免疫性疾病患者
钙通道阻滞剂	
硝苯地平	高血压、冠心病患者
维拉帕米	
抗癫痫药物	
苯妥英钠	癫痫患者以及神经外科手术后或脑外伤后需预防性控制癫痫者

药物性牙龈肥大常发生于全口牙龈，但以前牙区为重，且仅发生于有牙区。一般首发于龈乳头，随后增生的龈乳头逐渐增大、彼此相连，并向龈缘及附着龈扩展。可覆盖大部分甚至整个牙冠。龈乳头呈球状、结节状，表

面桑葚或分叶状。增生组织与正常组织间有明显沟状分界。颜色常呈淡粉色，质地坚韧有弹性，不易出血。患者一般在服用药物前已有不同程度的牙龈炎症，平均服用药物 1~6 个月后出现症状。

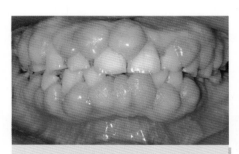

图 3-8 服用苯磺酸氨氯地平引起的牙龈肥大（丁一医生提供，王雁护士拍摄）

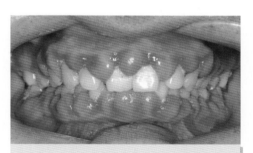

图 3-9 服用环孢素引起的牙龈肥大（丁一医生提供，王雁护士拍摄）

治疗药物性牙龈肥大首先应通过牙周基础治疗去除牙菌斑及局部刺激因素，可酌情使用局部药物治疗。通常牙龈增生较轻的患者经治疗后增生的牙龈可明显消退。对牙龈增生明显、严重影响牙菌斑控制，经过上述治疗仍不能完全消退者可进行牙龈切除术或牙龈成形术。

药物性牙龈肥大的预防：服用相关药物前应行牙周检查和预防性洁治，消除一切可能的局部刺激因素；服药期间严格进行牙菌斑控制，保持良好的口腔卫生；积极治疗原有的牙龈炎症。

8. 牙龈增生与遗传有关系吗?

通常情况下,牙龈增生是由于牙菌斑生物膜感染所致,与遗传没有关系。但有一种较为罕见的,与家族遗传因素有关系的牙龈增生性疾病,称为遗传性牙龈纤维瘤病,又名家族性或特发性牙龈纤维瘤病。该病可为常染色体显性或隐性遗传,多在幼儿时发病,表现为全口牙龈的弥漫性增生(图3-10)。最早可发生在乳牙萌出后,常开始于恒牙萌出后。牙龈逐渐广泛性增生,可累及全口。增生牙龈一般比较厚并且质地韧、表面光滑,颜色正常,不易出血。增生一般较严重,可能覆盖部分或整个牙齿,影响咀嚼,还可引起牙齿移位、牙齿萌出困难。

若幼儿出现此情况应及时就诊,酌情手术切除增生牙龈。该病手术后易复发,复发率与口腔卫生状况相关,保持良好的口腔卫生可避免复发或延缓复发。复发后可再次行手术治疗。

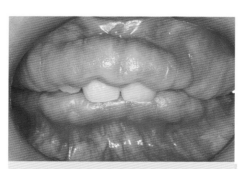

图3-10 遗传性牙龈纤维瘤病(赵蕾医生提供,王雁护士拍摄)

9. 牙龈肥大有什么危害?

由于各种牙龈疾病引起的牙龈肥大、肿大常常不会引起患者明显的疼痛，因此很难引起其重视。但是，疾病如果不及时治疗，可能对口腔甚至全身健康造成危害。

（1）对口腔健康的危害：牙龈肥大、肿大时，龈缘变厚，龈乳头圆钝，呈球状。由于牙龈失去正常生理外形，加之牙龈肿胀、出血，口内自洁作用差，使牙菌斑大量堆积，可加重牙龈炎症。炎症进一步发展可导致牙槽骨吸收，造成牙齿松动。肥大、肿大的牙龈也常将牙齿挤压移位。牙龈肥大、肿大严重时，甚至可覆盖大部或全部牙冠，严重妨碍进食，也影响患者的美观和口腔卫生。

（2）对全身健康的危害：牙龈肿大引起的慢性炎症，严重时可造成患者牙周袋内上皮糜烂、溃疡，细菌经破溃的上皮进入血液循环到达体内的各个脏器，可能引发相关疾病或影响相关疾病的转归，比如糖尿病、类风湿关节炎、心血管疾病等。

10. 牙龈溃烂伴剧烈疼痛是怎么回事？

牙龈缘及龈乳头坏死溃烂且伴有剧烈疼痛多见于急性坏死性溃疡性龈炎患者（图 3-11），其临床表现为起病急、牙龈疼痛、自发性出血、有腐败性口腔异味以及龈缘和龈乳头的坏死等特征。口腔内原已存在的细菌大量增殖，并伴随一些全身因素，如精神紧张、睡眠不足、过度疲劳、免疫功能低下等各种原因使机体的局部抵抗力降低，都有可能导致龈缘及龈乳头的急性

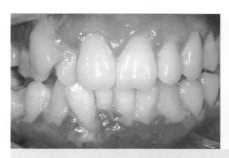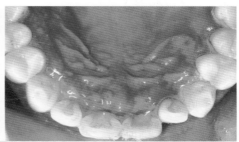

图 3-11　急性坏死性溃疡性龈炎（黄萍和孟姝医生提供，王雁护士拍摄）

炎症和坏死。此外，需要注意的是疱疹性龈口炎、急性白血病、艾滋病患者也可能出现类似的病损，须加以鉴别并高度重视。

11. 牙龈瘤是良性的还是恶性的？

牙龈瘤其实并不是真正意义上的肿瘤，准确地说，是发生在牙龈乳头部位的炎症反应性瘤样增生物。它来源于牙周膜以及牙龈的结缔组织，在局部刺激因素如牙菌斑、牙石、食物嵌塞或不良修复体等的长期刺激下，牙龈局部组织发炎并形成反应性增生物，因其无肿瘤的生物学特性和结构，故非真性肿瘤。然而值得注意的是，牙龈瘤切除后易复发。牙龈瘤患者女性较多，常发生于中、青年。多发于唇、颊侧的牙龈乳头，而舌、腭较少见，一般为单个牙发生。肿块呈圆球形或椭圆形，大小不一，一般直径由几毫米至1~2cm。表面有时呈分叶状。肿块可有蒂如息肉状，也可无蒂，基底宽。一般生长较慢、较大的肿块易被咬破而发生溃疡、出血或伴发感染。长时间生长的肿块周围有时还可见牙槽骨壁的破坏，X线检查可见骨质吸收、牙周膜间隙增宽现象。严重时甚至可能引起牙齿松动、移位。根据组织病理学表现的不同，牙龈瘤通常可分为纤维型、肉芽肿型及血管型三类。纤维型牙龈瘤（图3-12）表现为质地坚韧，色泽与正常牙龈无大差别，瘤体组织表面光滑，不易出血。肉芽肿型牙龈瘤（图3-13）表面呈红色或暗红色，质地一般较软，触时易出血。血管型牙龈瘤，颇似血管瘤，损伤后极易出血，妊娠期龈瘤多为此型（图3-14）。根据上述表现，牙龈瘤的临床诊断并不困难，但最终确诊需要依靠组织病理学检查。此外，牙龈瘤还应与发生在牙龈的恶性肿瘤鉴别，例如牙龈鳞癌。尤其是当增生物表面呈菜花状溃疡，易出血，发生坏死时，应引起高度重视。

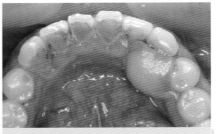

图3-12 纤维型牙龈瘤（徐屹医生提供，王雁护士拍摄）

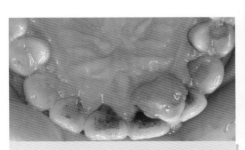

图 3-13　肉芽肿型牙龈瘤（孟姝医生提供，王雁护士拍摄）

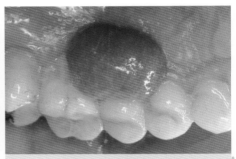

图 3-14　血管型牙龈瘤（丁一医生提供，王雁护士拍摄）

（丁一　刘程程　郭淑娟）

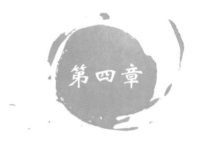

第四章

牙周炎

1. 什么是牙周炎？牙周炎有哪些类型？

  日常生活中我们常听说牙周炎，到底什么是牙周炎呢？按照科学的解释，定植在牙面的牙菌斑引起的慢性牙龈炎，若不及时治疗，一部分人的牙龈炎病变可向牙周深部组织发展，导致牙齿支持组织（牙龈、牙周膜、牙槽骨和牙骨质）的破坏——牙周袋形成、附着丧失和牙槽骨吸收，随着病变逐渐向根方发展加重，出现牙齿松动移位、牙龈退缩、咀嚼困难、肿胀疼痛等，最后可导致牙齿脱落丧失的严重后果。由此可见，几个关键词语——牙菌斑、牙周袋形成、牙槽骨吸收、牙齿松动代表了牙周炎的发生发展过程。牙菌斑是始动因子，牙周袋形成、牙槽骨吸收均是牙周组织破坏后出现的临床现象，最终导致牙齿松动、脱落。此外，牙周炎患者常见的临床症状还包括刷牙出血、口腔（内）有异味等。

  与牙龈炎相比，牙周炎与其主要的区别在于牙周炎的组织破坏程度达到牙周支持组织（发生附着丧失、牙周袋形成和牙槽骨吸收），经过常规治疗后，牙周组织不能完全恢复正常，是不可逆的病变。若不及时治疗病情会慢慢加重，牙齿甚至会松动、脱落。经过规范的牙周治疗后，病情可以得到控制，但是已经破坏的牙周软、硬组织难以恢复到正常状态。

牙周炎根据其不同的临床表现、转归、对治疗的反应以及所伴有的全身背景等，可分为多种类型，包括慢性牙周炎、侵袭性牙周炎、反映全身性疾病的牙周炎（例如血液类疾病、Down 综合征、掌跖角化 – 牙周破坏综合征、家族性和周期性白细胞缺乏等）以及坏死性溃疡性牙周炎等。

但在 2018 年欧洲牙周病学联盟（EFP）和美国牙周病学会（AAP）共同发布的牙周病学新分类中，认为不同程度的暴露和（或）敏感性导致的不同疾病发展进程在人群里确实存在，但现今的研究证据不支持慢性牙周炎和侵袭性牙周炎为两个单独的疾病，因此将过往的慢性牙周炎和侵袭性牙周炎重新归为一个单一的牙周炎，但具有阶段和分级的分类。根据疾病的严重程度和治疗策略的复杂性，将牙周炎分为四个阶段：第一阶段，牙间最大附着丧失量为 1~2mm，X 线显示牙槽骨丧失 <15%，无牙周炎导致的牙齿丧失，最大的探诊深度 ≤ 4mm，大多数为水平型牙槽骨丧失；第二阶段，牙间最大附着丧失量 3~4mm，X 线显示牙槽骨丧失为 15%~33%，无牙周炎导致的牙齿丧失，最大的探诊深度 ≤ 5mm，大多数为水平型牙槽骨丧失；第三阶段，牙间最大附着丧失量 ≥ 5mm，X 线显示牙槽骨丧失扩展到牙根中 1/3 及根尖 1/3，存在由于牙周病引起的牙齿丧失 ≤ 4 颗，病情的复杂程度高于第 2 阶段，探诊深度 ≥ 6mm，垂直型牙槽骨丧失 ≥ 3mm，2~3 度的根分叉病变，中度的骨嵴破坏；第四阶段，牙间最大附着丧失量 ≥ 5mm，X 线显示牙槽骨丧失扩展到牙根中 1/3 及根尖 1/3，存在由于牙周病引起的牙齿丧失 ≥ 5 颗，疾病复杂性高于第三阶段，由于继发性咬合创伤、咬合高度降低、牙齿移位、重度的骨嵴破坏等需要综合性治疗。根据疾病进展的速率和可能影响疾病进展的危险因素进行分级：A 级：进展速率缓慢且患者没有危险因素；B 级：进展速率符合预期；C 级：具有明显的危险因素，牙周炎进展高风险。

2. 牙龈炎和牙周炎有什么不同？

首先，牙龈炎和牙周炎都是由牙菌斑生物膜引起的牙周感染性疾病，中度以上的牙周炎诊断并不困难，但早期牙周炎和牙龈炎的区别不甚明显。

牙周炎和牙龈炎的主要区别在于牙龈炎不侵犯牙周支持组织（没有附着丧失和牙槽骨吸收），经过常规牙周基础治疗后，牙周支持组织可以完全恢复正常，是可逆性病损，可复发。牙周炎则是出现牙周支持组织的破坏（附着丧失、牙周袋形成和牙槽骨吸收），若不及时治疗，病变将由轻度发展为中度，甚至发展到重度，最终导致牙齿的脱落。虽然大多数情况下，牙周基础治疗可以控制病情的发展，但是已经破坏的牙周软、硬组织较难恢复到正常状态。因此，牙周炎是由牙龈炎逐渐发展而来，牙龈炎的防控对牙周炎的预防来说有着重要的意义。在 2018 年牙周病学新分类中指出，一旦诊断为牙周炎，那么该个体将一生都处于牙周炎的状态。在成功治疗的前提下，可能存在健康或牙龈炎症阶段。

3. 为什么会患牙周炎？

慢性牙周炎是一种多因素疾病，牙菌斑是始动因子。此外，既有局部因素的影响，又有全身因素的影响。导致慢性牙周炎的因素包括以下几个方面：

（1）不良的口腔卫生习惯：牙菌斑是黏附在牙齿或修复体表面的微生物群，它只能通过机械的方式去除而不能单纯被水冲洗去（包括漱口）。当人们的口腔卫生维护不佳，如没有每天按时刷牙、使用牙线或牙间隙刷清洁牙间隙时，牙齿表面的牙菌斑便会堆积钙化形成牙石。牙石进一步吸引牙菌斑附着同时对牙周组织造成炎症刺激，从而破坏牙周组织。

该因素是促进牙周组织破坏的首要原因，因此牙周炎的治疗主要在于将牙菌斑、牙石从牙面去除。

（2）解剖因素：有些人的牙齿或者牙周组织由于发育异常或解剖缺陷，常常会促进牙周疾病的发生发展。

（3）牙齿排列异常：牙齿排列不齐或者咬合关系不正确容易妨碍人们日常的口腔卫生维护，比如牙列拥挤的患者难以刷干净个别死角，导致该处牙菌斑堆积从而造成牙周破坏。

（4）遗传：单纯的遗传因素不会引起牙周炎，但是某些遗传因素会增加患牙周炎的风险。例如，同卵双生的双胞胎其牙周炎的临床指标比异卵双生的双胞胎更为相似。但是，慢性牙周炎的发病是由多个基因相互关联或是叠加效应，并与多因素协同所致，不能归为单基因疾病。

（5）性激素：内分泌紊乱对牙周炎的发生发展有十分重要的影响。牙周组织是一些性激素的靶点，因此性激素对牙周组织具有一定的调节作用。尤其是处于孕期、更年期以及月经期的女性患者，她们体内的激素水平都会产生较大的改变，如果此时口腔卫生控制不当，很容易成为牙周炎的高危人群。

（6）吸烟：吸烟是牙周炎（尤其是重度慢性牙周炎）的高危因素，牙槽骨的吸收程度与吸烟的量密切相关。

（7）全身性疾病：一些全身系统性疾病和状况（如糖尿病、血液系统疾病、骨质疏松、免疫缺陷、内分泌系统疾病、营养不良等）会增加患牙周炎的风险，同时影响牙周治疗的效果。

（8）其他：如食物嵌塞、色素沉积、咬合创伤、不良的口腔修复体、口呼吸等不良习惯、精神压力过大也会促进牙周炎症的发生发展。

4. 慢性牙周炎有什么表现?

大多数牙周炎属于慢性进行性疾病，主要发生于 35 岁以上的成年人。早在 1989 年的世界临床牙周病学术研讨会上，经众多专家的讨论，将上述类型的牙周炎命名为成人牙周炎。

我国人口的流行病学显示，轻中度牙周炎普遍存在，重度牙周炎主要集中在少数患者，涉及少数牙位。慢性牙周炎患者的临床表现在年龄和性别方面无显著差异，一般 35 岁以后患病率明显升高。患者牙龈一般表现为刷牙或咬硬物时出血，颜色为鲜红或暗红色，水肿松软，有时会有不同程度的增生，甚至自行挤压牙龈处时会溢脓。严重时牙龈会退缩，牙根暴露，对冷热刺激有一定的敏感和不适，甚至在牙根处会发生龋损。牙齿会有不同程度的松动和移位。由于牙松动、移位和龈乳头退缩，患者常常会受到食物嵌塞的困扰。当抵抗力下降，如熬夜、未得到充分休息时，部分牙齿会发生严重的急性牙周脓肿，此时表现为牙龈肿胀、牙齿松动有浮出感、疼痛等。此外，不少慢性牙周炎患者也会有口腔异味，常常由家人或者朋友告知，患者本人一般无法察觉，当牙周炎程度发展为重度牙周炎时，患者往往自己也可以发现口腔异味的问题。

5. 牙齿从来不痛是不是就没有牙周炎？

从牙周炎的临床表现来看，疼痛只是牙周炎一定阶段的并发症之一，并不是必有的临床特点。所以大多数患者患有轻度牙周炎时，并未感觉到疼痛。

当牙齿或者牙龈出现疼痛时，一般是处于中重度牙周炎状态。可能的原因包括牙周炎破坏达到牙齿根尖部，感染牙髓，出现牙周 - 牙髓联合病变，患牙出现牙髓炎的症状；患者后牙区，牙周炎破坏达到根分叉处，长期菌斑累及，患者不能及时清除该区域的致病因素，发生根面暴露，患牙出现敏感甚至自发痛等；急性牙周脓肿发生时，患牙的牙龈可形成椭圆形或者半球形的肿胀，牙龈发红、水肿甚至变亮，发病早期炎症浸润，组织张力较大，此时会出现较为明显的疼痛；牙周炎患者可能出现牙龈退缩，而当牙龈退缩达到一定程度，牙齿根面暴露较多，或者长时间暴露于口腔环境中，牙齿会发生敏感甚至疼痛。

6. 牙周炎能否治愈?

在获得这个答案之前,我们应当清楚什么是治愈。一般来说,治愈指的是疾病被消除或者伤口经过治疗等措施后得到愈合,而后恢复健康。对于牙周病来说,目前所有治疗手段的主要目的是创建一个在健康牙周组织的条件下能行使良好功能的牙列,其中包括有效地清除和控制牙菌斑以及其他局部致病因子;消除炎症及其导致的不适、出血、疼痛等症状;使牙周支持组织的破坏停止,促进组织获得一定的修复和再生;恢复牙周组织的生理状态,以利于菌斑控制;重建有稳定良好功能的牙列;满足美观等方面的要求。我们可以看到,治疗的主要目的是牙周的菌斑控制。牙周组织一旦破坏,便很难获得理想的再生,达到初期未患病时的状态。所有的口腔医生,包括牙周炎患者都要对牙周炎的预后有一个清晰的认识,牙周炎若能很好地得到控制并能长期维持治疗效果便是成功的牙周治疗。

7. 年轻人为什么也会牙齿松动?是得了侵袭性牙周炎吗?

临床上若有此类现象的年轻患者,经过临床检查没有发现其他原因的致病因素,多为侵袭性牙周炎。该病损分为局限型和广泛型。临床特点包括快速进展的牙周组织破坏、快速的牙周附着丧失和骨吸收。严格来说,"快速"的确定应依据在两个时间点所获得的临床记录或 X 线片来判断,然而此种资料不易获得,临床上常根据严重的牙周破坏发生在较年轻的患者身上来作出快速进展的判断。有人估计侵袭性牙周炎的牙周破坏速度比慢性牙周炎快 3~4 倍,患者常在 20 岁左右已经需要拔牙或牙齿自行脱落(表 4-1)。

本病患者一般年龄较小,发病可始于青春期前后,因早期无明显症状,

表 4-1　侵袭性牙周炎的临床特点

1. 年龄一般在 35 岁以下，但也可超过 35 岁
2. 牙周组织破坏程度与菌斑及局部刺激物的量不成比例
3. 好发于第一磨牙和切牙
4. 病程进展快
5. 快速的骨吸收和附着丧失
6. 早期出现牙齿松动和移位
7. 家族聚集性

患者就诊时常已 20 岁左右。有报告称广泛型侵袭性牙周炎患者平均年龄大于局限型，一般也在 30 岁以下，但也可发生于 35 岁以上的成年人，女性多于男性。也有报告称年幼患者以女性为多，年龄稍长后患病率无性别差异。

本病的一个突出表现是局限型患者的菌斑、牙石量很少，牙龈表面的炎症轻微，但却已有深牙周袋，牙周组织破坏程度与局部刺激物的量不成比例，牙龈表面虽然无明显炎症，实际上在深袋部位是有龈下菌斑的，而且袋内壁也有炎症和探诊后出血。广泛型患者的菌斑、牙石量因人而异，多数患者有大量的菌斑和牙石，也可很少，牙龈有明显的炎症，呈鲜红色，并可伴有龈缘区肉芽性增殖，易出血，可有溢脓，晚期还可以发生牙周脓肿。

1999 年世界牙周病分类研讨会上规定，局限型侵袭性牙周炎的特征是：局限于第一恒磨牙或切牙的邻面有附着丧失，至少波及 2 颗恒牙，其中一颗为第一磨牙，其他患牙（非第一磨牙和切牙）不超过 2 颗。换而言之，典型的患牙局限于第一磨牙和上、下颌切牙，多为左右对称，X 线片可见第一磨牙的近、远中均有垂直型骨吸收（形成典型的弧形吸收），在切牙区多为水平型骨吸收，但早期的患者不一定波及所有的切牙和第一磨牙。广泛型侵袭性牙周炎的特征为：广泛的邻面附着丧失，侵犯第一磨牙和切牙以外的牙数在 3 颗以上，也就是说侵犯全口大多数牙齿。

8. 牙周炎会传染给我的家人吗？

不会。随着对牙周炎研究的不断深入，目前已经公认牙周炎的最主要致病因素为牙菌斑生物膜。口腔是一个复杂完整的生态系，牙周微生物受到生态区内相关微生物的影响。一般来说，口腔微生物以及宿主体内、外因素均可影响牙周生态系。口腔微生物和宿主之间是否能维持动态平衡，取决于牙周组织的解剖结构、牙周环境的特性、唾液和龈沟液的作用、宿主的健康程度、口腔卫生习惯等因素。这些因素均可能导致牙周致病菌生态环境的变化，从而打破动态平衡，导致牙周炎的发生发展。

有研究表明如果家庭成员有相似的不良口腔卫生习惯，或者父母与子女间有不良的喂养习惯，可能在家庭成员间会检测到相似的细菌种类。对某些种类牙周炎，子女会有遗传易感性，易患有与父母相似的中重度牙周炎。

但是，大多数患者可以放心，现在还没有明确的证据证明牙周炎会传染给家人。

9. 牙周炎会遗传给我的孩子吗？

临床上，医生常常看到这些现象，有些患者口腔卫生不良，不发生牙周炎或仅发生轻度牙周炎，而有些口腔卫生较好的患者其牙周组织却会被迅速而广泛地破坏；有些患者的牙周组织经过龈上洁治术和龈下刮治术治疗后恢复健康，而有些患者的牙周状态经治疗后却并未有多大改善。由此可见，患者本身对牙周炎的易感性，是影响牙周炎发生发展及预后的一项重要因素。

同一家族的成员往往拥有相近的遗传因素、生活环境和生活习惯。牙周炎的发病过程，是多种因素共同作用的结果，从而导致附着丧失，促进牙周炎发生发展。对于慢性牙周炎，牙菌斑是其发病的主要因素，一般认为不会遗传，但遗传因素、生活习惯和环境因素对于慢性牙周炎的影响也非常重要。

目前有明确的证据表明与遗传因素有关的牙周炎类型主要为侵袭性牙周炎，其有显著的家族聚集性特征。在侵袭性牙周炎作为一种独立分类之前，青少年的重度牙周炎被认为是牙周病的一种独立分类。对某一家族的牙周状况研究显示，有青少年重度牙周炎史的人群的后代也容易患重度牙周炎，提示侵袭性牙周炎是染色体显性遗传。

因此，对慢性牙周炎患者，去医院就诊的同时更应该注意口腔卫生的维护，注意保持口腔卫生。对于侵袭性牙周炎患者，在其子女青少年时期就应当密切关注牙周状态，必要时去医院就诊，及早发现可能的遗传性病损，及时诊断和治疗。

10. 有的儿童牙齿松动、手掌和足底多处皲裂是怎么回事？

一些患儿的手掌、脚掌部位的皮肤过度角化、皲裂和脱屑同时伴有严重的牙周疾病，这种疾病称为掌跖角化 – 牙周破坏综合征。这是一类较为罕见的疾病，在人群中的患病率仅为百万分之一至百万分之四。

该病的主要病因为遗传因素。这是一类常染色体隐性遗传病，父母均不患病，但患儿的同胞可能患病。它的病理与慢性牙周炎无明显区别，一般会伴有牙骨质发育不良的现象。

皮肤的损害和牙周的破坏一般会在 4 岁前同时出现。牙周病损在乳牙萌出后不久就会发生，在 5~6 岁时乳牙相继脱落后创口愈合正常，但恒牙萌出后又会继发严重的牙周破坏，一般 10 岁左右恒牙就会自行脱落或因过度松动而被拔除。

常规的牙周治疗对这类病的效果不佳，有人主张通过重复多疗程的口服抗生素，同时进行彻底的局部牙周治疗，每 2 周复查和洁治一次以保持良好的口腔卫生可以使患儿新萌的恒牙免受该病危害。但目前这种治疗的病例较少，需长期观察。

11. 唐氏综合征与牙周炎有关吗？

唐氏综合征又称先天愚型或21-三体综合征，是一种常见的先天性智力发育不全性疾病。临床表现为严重的不可逆的智力障碍，常伴有心脏、消化系统、眼睛和耳朵等处的发育异常，存活者生活完全不能自理。几乎所有的唐氏综合征患者都患有严重的牙周炎，乳牙和恒牙都会受累，且病程远重于牙菌斑、牙石等局部刺激的量，这可能跟该类患者的免疫缺陷有关。

12. 艾滋病患者的牙周表现有哪些？

艾滋病又称获得性免疫缺陷综合征，由感染艾滋病病毒引起。该病毒以CD4+T淋巴细胞为主要攻击目标从而使人体逐渐丧失免疫功能。约有30%的艾滋病首先在口腔中表现出相应症状，其中包括牙周组织。目前认为与艾滋病有关的牙周病损有3种：

（1）线性龈红斑：指在牙龈缘处宽约2~3mm的鲜红边，在附着龈上可以呈现瘀斑样，极易出血。它具有较高的诊断意义，可能是坏死性溃疡性牙周炎的前兆。但值得注意的是，线性龈红斑也偶尔出现在非艾滋病感染者。

（2）坏死性溃疡性龈炎：指发生于龈缘和龈乳头的急性炎症和坏死，常见于下前牙。该病变能迅速沿牙龈边缘向邻牙扩展，使龈缘如虫蚀状，而龈乳头被破坏后与龈缘呈一直线如刀切状。患处极易出血且疼痛明显，起病急，病程短，患者一般具有典型的腐败性口臭。艾滋患者发生的坏死性溃疡性龈炎的临床表现与非感染者十分相似，需结合血清学等检查进一步鉴别。

（3）坏死性溃疡性牙周炎：在艾滋病患者中，该病的发生率约4%~10%。可能是因为艾滋病患者抵抗力极度低下，从坏死性溃疡性龈炎迅速发展而成，也可能在原有的慢性牙周炎基础上，坏死性溃疡性龈炎加速和加重了病变。其临床表现为局部刺激因素和炎症并不太重，但牙周破坏迅速，且具有坏死性龈炎病损的特征。此类型患者的短期死亡率较高。

（宋忠臣）

第五章

牙周疾病的基础治疗

1. 牙周疾病的基础治疗包括哪些内容?

　　牙周基础治疗相当于大扫除,是把牙齿周围的牙结石等脏东西去掉。它是牙周系统治疗的第一步,适用于每一位牙周病患者,目的在于消除致病因素、减少牙菌斑微生物、控制牙龈炎症,是保证牙周序列治疗顺利、有效的关键步骤。除了大家耳熟能详的"洗牙",牙周基础治疗还有很多内容,主要包括龈上洁治术(洁牙)、龈下刮治术、根面平整、调𬌗、松牙固定、拔除无保留价值的患牙、药物辅助治疗等。此外,除了医生的治疗,牙周基础治疗还包括患者自己正确有效地清洁牙齿,包括使用牙刷、牙线、牙间隙刷、漱口水等。

2. 为什么需要定期洁牙?间隔多久?

　　洁牙,就是人们常说的"洗牙",指借助洁治器械去除龈缘及上方牙面附着的牙菌斑、牙石等。作为与外界环境开放的通道，口腔里"住"着大量的微生物，这些肉眼看不见的"小家伙"无时无刻不在找机会贴附到牙面上，一旦有"先遣部队"驻扎成功，就会有大批的"后援军团"紧跟其上，相互协作形成结构复杂的细菌薄膜，可以牢牢黏附在牙齿表面，形成牙菌斑。团结在一起的微生物其侵害能力和抵抗能力都得到了增强，是名副其实的"战斗菌团"，是牙周病的"罪魁祸首"。正确的刷牙方法可以清除牙菌斑，但是有一些部位只通过刷牙并不能得到彻底清洁，而且大多数人并不懂得怎样清除牙齿龈缘、牙间隙的牙菌斑，这些漏刷之斑得以留存，并且发展壮大。唾液里的矿物质沉积使得成熟的牙菌斑矿化形成牙石，紧密黏附于牙面，这时就没法通过刷牙去除了。牙石的多孔结构利于吸附细菌分泌的毒素，其粗糙表面也正是微生物喜爱定居的环境，因而牙石的表面总是覆盖着牙菌斑。这些牙石、牙菌斑长时间得不到清除，就会引起牙龈出血、口腔异味，甚至进展成牙周炎，最终导致牙齿松动、脱落。

　　牙菌斑和牙石是不断形成的，所以如同家里需要定期大扫除一样，我们也需要通过定期洁牙来对这些顽固的牙菌斑、牙石进行专业的清理，从而防治牙周病。定期洁牙也是进行口腔检查，早发现早治疗口腔疾患的好机会。对于大多数人，建议每半年到一年进行一次专业洁治，这个时间间隔根据个人牙齿清洁情况和先天体质的不同，可以适当缩短或延长，具体请听从口腔医生在诊疗时给出的评估建议。

3. 洁牙会伤害牙齿和牙龈吗？

　　不会，正确的洁牙对牙齿和牙龈是没有损害的。

　　洁牙时使用的超声洁治器械的工作头本身并没有切削功能，医生操作时将工作头轻轻接触牙石，依靠超声波的高频振动来击碎牙石，再配合水雾冲洗使其自行脱落。操作时工作头不断移动，且不会对牙面加压，是不会损伤牙齿的。即使操作不当，器械在牙面停留时间过久或者对牙面施加压力，在牙面或许会留下显微镜下才能观察到的细小划痕，但是在随后的抛光步骤中这些划痕也会被妥善处理。因此，对于人体最坚硬的组织——牙釉质来说，洁牙带来的这些影响都是微不足道的。

洁牙过程中发生的出血现象，是由于在牙菌斑、牙石的刺激下牙龈已经处于炎症状态，器械移动过程中或者牙石被震落时轻轻触及牙龈就会出血，只有完全健康的牙龈在洁治时才不会出血。有的患者甚至自己刷牙或者咬苹果时触及牙龈也会出血，说明牙龈的炎症状况已经很严重了，更需要及早就医。有的患者的牙石又厚又多，经过洁治牙石脱落后，暴露出牙龈长年累月被牙菌斑、牙石刺激压迫所形成的糜烂创面，这种情况下会加重出血，但是不用担心，洁牙之后这些糜烂的牙龈会逐渐恢复到健康的状态。因此，洁牙不但不会伤害牙龈，还可以守护牙龈的健康。

4. 什么情况下需要喷砂治疗？洁牙会使牙齿变白吗？

对于一般的患者，医生在使用器械去除牙石、牙菌斑之后，只进行常规抛光即可，即用较软的橡皮轮蘸上含有细砂的膏剂在牙面上打磨，使牙齿表面光滑，减少且减慢牙菌斑、色素的堆积。但是，对于有抽烟、喝茶等爱好的人，牙冠表面往往已经沉积了较多的色素，这些色素面积大、分布广，仅靠普通的洁治和抛光难以去除干净，但又不能放任不管，因为色素沉积的粗糙表面是牙菌斑附着的理想场所，所以就需要借助喷砂来处理。喷砂是使用高压气流将一种特制的盐砂喷射到牙齿表面，快速且温和地清除掉牙冠各个角落的烟渍、茶色、牙菌斑、软垢等，使牙齿表面光洁，减缓牙石形成。

洁牙的目的主要是清洁，并不能改变牙齿本来的色泽，牙齿的颜色主要是由牙齿表面牙釉质的透明度和其下方牙本质的颜色决定的。由于正常的牙本质是淡黄色的，矿化发育越完全的牙釉质越透明，就会更多地透出牙本质的颜色而呈现淡淡的黄色，洁牙不能改变牙釉质的矿化程度，因此也不可能让牙齿本身变白。对于原来牙面沉积了大量烟渍、茶色的患者，经过洁牙去除了牙石、色素后，确实可以使牙齿看起来变白了，但实际上只是露出了牙齿本来的颜色和光泽，就如同把白瓷砖上的污渍擦干净了一样。对于氟斑牙、四环素牙等有牙齿美白需求的患者，临床上也有相应的美白或修复治疗方法，但是这些方法都应该在牙齿经过洁治后进行，就像我们如果想把白瓷砖装饰得更美，首先得把它擦干净。

5. 洁牙会导致牙缝变大、牙齿松动吗？

不会。坊间谣传洁牙会导致牙缝变大、牙齿松动，甚至有的患者洁牙之后确实有这样的感觉，因此拒绝洁牙。但真相是牙缝变大、牙齿松动的问题早已存在，只是因为洁牙去除了厚如夹板的牙石而使问题暴露了出来，并不是洁牙导致的，造成这些问题的"凶手"恰恰是这些"包藏祸心"的牙石（图5-1）。

牙齿之间的缝隙本来是由牙槽骨和牙龈填充的，但是如果牙石、牙菌斑长期堆积刺激引发炎症，诱发牙槽骨吸收、高度降低，附着在骨上的牙龈也会随之向牙根方向萎缩，导致牙根暴露，牙齿和牙齿之间的缝隙也就随之出现。随着牙槽骨高度的降低，牙根在牙槽骨里的长度也就越来越短，牙齿就逐渐松动，就像一棵大树树根周围的土壤被侵蚀流失，被土壤覆盖的树根越来越短，大树也开始摇摇欲坠。牙石填充了牙间的缝隙，大量的牙石甚至连成一片将多颗牙齿包裹捆绑在一起，使牙齿似乎暂时没有特别松动，所以问题的严重性就很容易被大家忽视，但是这些充满牙菌斑的牙石并不是在保护牙齿，反而会刺激牙槽骨继续吸收，使牙周炎恶化，牙齿脱落的日子也会一天天临近。所以，那些因为害怕洁牙使牙缝变大、牙齿松动的现象暴露出来而拒绝去除牙石的患者，无异于饮鸩止渴。

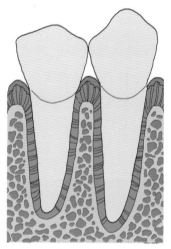

A. 正常的牙龈及牙间隙

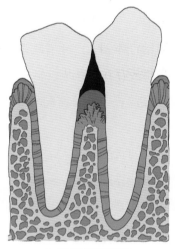

B. 牙石填满牙间隙
牙龈炎症红肿、牙槽骨破坏

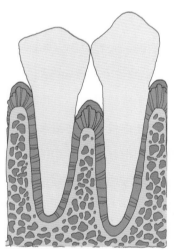

C. 清除牙石后
牙龈炎症消失、牙槽骨吸收停止

图 5-1 牙缝变大、牙根暴露的原因

（绘图：于晓楠）

6. 洁牙会造成牙齿敏感吗?

洁牙治疗本身是不会造成牙齿敏感的，部分患者出现的敏感症状是由于其本身已经存在的牙周健康问题导致的。牙菌斑、牙石的长期刺激导致的牙龈萎缩使牙根暴露在口腔中。牙根表面缺乏像牙冠表面的一层牙釉质的保护，只有薄层的牙骨质包裹，在接触空气、冷热酸甜的食物刺激时就很容易发生敏感的状况。在洁牙之前，牙根表面覆盖了一层厚厚的牙石，因而牙根可能会对外界刺激的反应降低，洁牙后大面积的牙石被去除，由于牙龈退缩而暴露的牙根直接接触口腔中的刺激物，自然有可能会出现牙齿敏感的状况。

但这种敏感并不是不可逆的，为了减少不适，可在洁治后短期内避免接触过冷过热、辛辣刺激的食物，可使用脱敏牙膏，使牙齿有个适应过程，多数患者在洁牙后 1~2 周内敏感状况就会逐渐消失。有人认为：既然如此为什么还要洁牙？牙石可以"保护"牙根不敏感是不是可以不洁牙？值得注意的是，牙石是造成牙龈萎缩、牙槽骨吸收的"始作俑者"，如果不及时去除，牙龈萎缩、牙槽骨吸收、牙根暴露会愈来愈严重，晚期甚至会造成牙齿的松动脱落。如果因为害怕短期的不适感而去承担这样的严重后果，是不是得不偿失呢？

7. 洁牙后有哪些注意事项?

洁牙是牙周序列治疗中一项最基础的预防及治疗方法，是后续系统牙周治疗的基础，因此大多数患者洁牙之后无需太过紧张，基本上不会影响我们的正常生活。由于在洁牙过程中不同的患者可能会有不同程度的牙龈出血、牙齿敏感的症状，因此洁牙后需要注意以下事项：

（1）洁牙后 30 分钟内不要漱口，因为洁治术中牙龈会或多或少出现出血症状，因此为了减少洁治术后的出血并预防感染，洁牙后 30 分钟内不要漱口、喝水或进食。

（2）部分患者洁牙后 2~3 天可能会有轻微的牙龈渗血，这种情况是正常的，2~3 天后会自然消失，无需特殊处理，只需避免进食过热的食物或洗热水澡，以免加重出血。但需要注意的是，一些长期服用抗凝药物如阿司匹林或有血液系统疾病的患者，洁牙后可能会出现较为严重的出血，就需要及时处理。所以，洁牙前要跟洁牙医生详细交代全身健康状况，以免发生不必要的后果。

（3）洁牙后的 1 周内，尽量避免食用过冷过热、辛辣刺激的食物，这是因为部分患者在洁牙过程中及洁牙后几天内会有牙齿敏感的状况，食用这些刺激的食物会加重牙齿敏感的症状，必要时也可使用脱敏牙膏来减轻敏感的症状。

（4）洁牙后还要和牙周科医生沟通，因为洁牙只是一种相对表浅的治疗方式，并不能控制和解决较严重的牙周炎症，如需复查，则一定要按照医生的建议完成后续治疗。

8. 什么情况下医生不建议洁牙？

近年来，随着人们健康意识的增强，洁牙也被越来越多的人所熟知。唯有明眸皓齿，方能巧笑嫣然。许多人都希望通过洁牙获得一口健康亮白的牙齿，但并不是所有人都适合洁牙，如有以下情况的患者，则不建议洁牙。

（1）患有某些心脏疾病的人群，如活动性心绞痛、半年内发作过心肌梗死以及未能有效控制的高血压和心力衰竭等患者，尤其是置有心脏起搏器的患者更要谨慎对待。

（2）患有出血性疾病的人群，如血小板减少症患者、白血病患者等，洁牙后容易出血不止及感染。

（3）患有急性传染病的人群，如急性肝炎活动期、结核病患者等，应待病情稳定后才可洁牙。如果必须洁治，可考虑使用手动器械刮治。

（4）口腔软、硬组织炎症处于急性期的患者应待急性期过后再洁牙，以避免炎症加重或某些细菌通过血液传播、扩散。

（5）牙龈部恶性肿瘤的患者，洁牙可能导致肿瘤细胞的扩散。如果必须洁牙，可考虑使用手动器械刮治。

（6）此外，有其他情况如口腔内有种植牙的患者，需提前告知医生。有牙齿敏感的情况下需要术前脱敏后再进行洁牙，且术后也需要采取脱敏治疗。

（7）妊娠期妇女如需要洁牙，必须在妊娠安全期（4~6个月），妊娠早期或晚期洁牙容易造成流产或早产。

9. 单纯靠洁牙能治疗牙周炎吗？

单纯靠洁牙不能达到治疗牙周炎的目的。有些患者做完常规的洁治后，医生还会建议他们接受进一步的牙周治疗。

洁牙主要是借助各种器械（如超声波洁牙机、手动刮治器）去除位于牙齿表面肉眼可见的或牙龈根方浅层1~2mm的牙菌斑、牙石，是牙周病治疗和牙周健康维护的重要手段。但是，随着病变的不断深入，龈下形成大量牙石后，会破坏牙周组织，形成牙周袋，甚至出现牙槽骨的吸收和牙齿松动，此时仅依靠洁牙无法彻底治疗牙周疾病。因此，牙周炎患者在洁牙后仍需要进一步的牙周治疗。最常见的是龈下刮治术，即用比较精细的龈下刮治器去除龈下牙石、牙菌斑、炎性肉芽等，目的是形成硬而光洁、平整的根面，有利于牙周附着愈合，我们也可以理解成"深层的洁牙"（图5-2）。此外，根据患者的具体情况，有的还需辅以药物治疗、全身性疾病治疗、调𬌗等。当牙周炎严重并有手术指征时，必要时还需进行牙周手术治疗。总之，牙周炎患者的治疗，需要自我维护、定期洁牙以及系统的牙周治疗相结合方能实现良好的治疗效果，保证牙齿的健康与稳固。

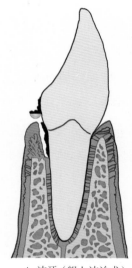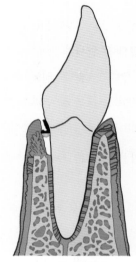

A. 洁牙（龈上洁治术）　　　　　　　　　B. 龈下刮治术

图 5-2　洁牙与龈下刮治术的区别
（绘图：于晓楠）

10. 单纯靠吃药能治疗牙周炎吗?

不能。通常来说，牙周病的药物治疗包括全身和局部药物治疗。全身药物治疗就是普通老百姓说的吃药，分为两类。第一类是针对细菌的抗菌药物，可能会暂时减轻溢脓、肿胀症状。然而，如果把细菌比作野草，药物就好比火焰，即使经历火焰席卷，不久之后野草又会卷土重来。因此，必须在使用药物前尽量清除牙菌斑、牙石，才能使药物深入，完全发挥作用。第二类是用于调节患者自身免疫以抵抗病原的药物，其安全性和有效性仍有待于进一步临床试验证实。局部药物治疗是通过含漱、涂抹、局部冲洗等方法参与牙周炎的辅助性治疗，具有一定的治疗效果，但同样难以达到彻底清除牙菌斑的目的。

值得强调的是，临床上的牙龈炎和绝大多数轻中度牙周炎经过彻底的清洁和刮治即可控制炎症，通常都不应使用全身抗菌药物，以避免药物滥用带来的不良后果。药物仅可作为一些病情严重、基础治疗效果不佳者、急性牙周脓肿或伴有全身性疾病患者（等）的辅助治疗手段。

总之，洁牙、龈下刮治术等机械方法才是目前治疗牙周炎应用最为广泛、最行之有效的治本方法。药物治疗仅能作为辅助，若一味依赖药物，则可能错过治疗牙周炎的时机。若需要使用药物，也一定要在医生的指导下进行，切不可自己病急乱吃药。

11. 龈下刮治术后会出现哪些变化?

大多数患者在龈下刮治术后 1 周左右，牙龈红肿逐渐消退，恢复至正常颜色，刷牙及探诊出血减少或者消失；2~4 周后牙龈开始变得致密，附着增加，牙周袋变浅。

与此同时，由于牙龈红肿恢复正常会带来一些变化，比如牙龈退缩、牙缝增宽、牙根暴露造成牙齿敏感、遇冷热刺激一过性疼痛。大家经常会误认为这些变化是由于龈下刮治术造成的。希望您看到这个科普介绍后，遇到这些问题无需过度紧张或作其他处理，这些都是治疗后的正常变化。在刮治术后 1 周内避免进食一些过热过冷或刺激性的食物，或者可以使用脱敏牙膏，可大大缓解不适感，也给牙齿一个适应新环境的过程，之后这种敏感症状会慢慢自行缓解。牙龈一旦退缩，很难再恢复到原位，只要牙龈健康，定期维护口腔卫生即可。如果您觉得牙龈退缩影响到美观，则可以考虑通过牙龈美容手术提高牙龈的附着水平，以此来改善牙齿 – 牙龈美学问题。

12. 龈下刮治术后有哪些注意事项?

（1）由于龈下刮治术属于清创过程，使用刮治器械刮除牙周袋内的肉芽组织，因此刮治中会有出血。如果您身体健康，无系统性疾病，刮治术后半小时左右，通常会自行止血，即使口内有少量血丝也无需紧张和担心。

（2）龈下刮治术的主要目的是去除牙根表面残留的牙石和感染的牙骨质。刮治术后1周左右，随着牙龈红肿的消退，牙周组织恢复健康，可能会出现牙根暴露或一过性的冷热敏感等症状。因此，在饮食方面需要注意避免食用过冷过热或刺激性的食物，以免加重反应。大多数患者的这种敏感症状会逐渐自行缓解。如症状较重，也可选择用脱敏牙膏来缓解。

（3）对于喜欢喝茶或咖啡的患者，建议在龈下刮治术后短期内减少饮用这些带有色素的饮品。因为龈下刮治术后，牙齿及根面的坏死牙骨质被去除，新的牙骨质未形成，很容易造成色素沉着。

（4）牙周炎的治疗效果与口腔卫生习惯密切相关。刮治后要注意认真清洁牙齿，养成良好的口腔卫生习惯，如早晚有效刷牙、正确使用牙线、牙间隙刷和冲牙器等。

（5）龈下刮治术后1个月，由医生检查牙周组织恢复情况制订进一步的治疗计划。如不需要进一步治疗，则可通过定期洁牙维护牙周健康（3~6个月）。

13. 口腔局部麻醉对身体健康有影响吗？

一般情况下是没有影响的，但是个别患者可能会对局麻药物过敏，因此有过敏史的患者一定要事先告知医生，好让医生选择适合的药物及作好应急准备。有的患者还会有疑问：口腔离大脑这么近，注射麻药会不会影响记忆力和智力呢？答案是不会的。局部麻醉，是在患者神志清醒的状态下，将局麻药应用于身体局部，使机体某一部分的感觉神经传导暂时被阻断，运动神经传导保持完好或同时有程度不等的阻滞。这种阻滞是完全可逆的，不产生任何组织损害。局部麻醉的优点在于简便易行、安全、患者清醒、并发症少和对患者生理功能影响小。此外，口腔局部麻醉使用的麻药剂量很少，而且只注射在需要麻醉的区域，被组织吸收后也很快被代谢降解，因此不会对记忆力和智力造成影响。

为了您的舒适与健康，接受局部麻醉时还需要注意以下几点：

（1）不要空腹接受治疗。

（2）局麻药起作用后对应的麻醉部位的部分感觉会消失，有发木的感觉，如果是下牙槽神经阻滞麻醉还可能会有嘴唇、舌头肿胀的错觉，这都是正常现象，是麻药起效的表现，一般数小时后就会恢复正常。

（3）治疗完成后，麻药可能还在起作用，感觉没有完全恢复之前，不要咬嘴唇和舌头，也不要喝热水、吃热食，以免误伤自己。

14. 什么样的牙齿需要做松牙固定？

松牙固定是指通过牙周夹板或弓丝等把松动的患牙连接并固定在健康稳固的邻牙上，形成一个咀嚼群体，以便于将某一牙齿的受力传递到被固定的相邻牙周组织，分散咬合力，从而减轻患牙负担。通俗来说，松牙固定就好比大家手牵手一起抵御危险，分担了负担也保护了弱者（图5-3）。

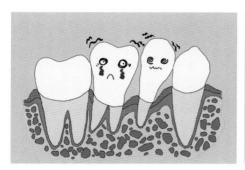
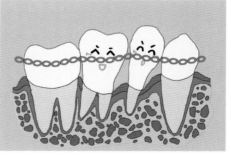

A. 固定前势单力薄　　　　　　　　B. 固定后团结力量大

图5-3　松牙固定
（绘图：于晓楠）

那么，松动的牙齿是不是都可以通过松牙固定来治疗呢？对于外伤及根尖周病造成的松动应及时诊治，消除病因，一旦炎症消退，牙齿即可自动恢复稳固。若严重松动或者脱落、移位（多为外伤造成），则应复位后结扎固定松动牙，方可逐步恢复。对于牙周疾病造成的牙齿松动，一般在牙周基础治疗完成，去除危险因素，消除炎症并建立平衡𬌗后进行，多数患牙的松动度可以不同程度地减轻。但是，松动度较大者，牙周治疗也很难恢复正常。在治疗牙周疾病的同时，应该辅助以松牙固定，将松动牙与邻牙结扎固定以消除其创伤，减轻松动牙的负荷，帮助牙周组织修复。此外，若患牙松动严重，不能恢复，则只能拔除，否则可能会加重邻牙不必要的负担，影响邻牙健康。

总之，对于松动牙齿既不能轻易固定也不能轻言拔除，应尽早就诊，查明病因，及时治疗，牙齿就有可能存留。

15. 为什么要调磨牙齿？

在治疗牙周炎的过程中，有时患者会有这样的疑问：我是来治疗牙周炎的，医生为什么说需要调磨我的牙齿呢？这里的调磨牙齿就是指调𬌗治疗，是通过选择性磨除部分牙体硬组织来改变牙齿的外形，进而消除咬合创伤和食物嵌塞，形成有利于维持牙周组织健康的咬合接触关系，是牙周病的一种辅助治疗方法。

如果把上、下颌牙的接触运动比作一支舞蹈，那咬合创伤就是一些不和谐的舞步，会时不时踩痛甚至弄伤对方的脚。一方面，牙周炎造成的牙齿松动移位可以导致咬合创伤；另一方面，咬合创伤本身也可以成为局部牙齿牙周炎加重的促进因素。食物嵌塞，就是塞牙，同样可与牙周炎的发展相互促进。由此可见，及时处理咬合创伤和食物嵌塞对牙周炎的治疗具有积极意义，而调𬌗治疗是各种处理方法中最简单快捷的一种（其他方法包括修复和正畸治疗）。

但是值得注意的是，选择性磨除掉的牙体组织是不会重新长出来的，并且一次性磨除过多牙体组织可能会损伤牙髓。因而进行调𬌗治疗一定要遵循少量多次的原则，医生每次少量调磨，尽可能保存牙体组织，患者要配合感受和适应，必要时需多次就诊。调磨后的牙齿可能会出现一段时间的敏感症状，使用脱敏牙膏或者进行涂氟等可以缓解。需要强调的是，调𬌗治疗只是辅助治疗，目的是实现咬合的稳定与舒适，并不能治疗牙周炎，并且牙周有炎症时牙可伸长或移位造成调𬌗不准确。因而，通过完善彻底的牙周基础治疗控制、消退炎症是进行调𬌗治疗的前提。

（陈发明　安莹　吴瑞鑫）

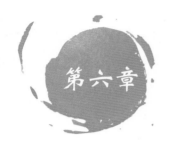

牙周疾病的手术治疗

1. 为什么要做牙周手术?

牙周病患者经过洁牙、刮治等牙周基础治疗后,牙龈的出血、溢脓、口腔异味(口臭)等情况可以有明显的好转。但这并不代表所有的治疗已经结束了。其中一部分病情较轻的患者,需要在自我维护口腔卫生的同时坚持定期复查;另一部分牙周病更严重的患者则需要进入牙周治疗的手术环节。

牙周手术的最终目的是彻底去除病因,尽可能恢复牙周软、硬组织的正常功能。打个比方,如果把牙周病患者的口腔比喻为年久失修漏水的屋子,硬组织(牙槽骨)就是防水、地板等硬装,软组织(牙龈)就是修饰外观的软装。屋子用得时间长了,又没有经过良好的日常维护,就会出现漏水、软装破败等问题。除经过初步的清洁卫生,还需要对软、硬装进行整改,比如去除腐烂的地板,重新涂布防水后,更换新的地板,铺上新的地毯等。牙周手术相当于房屋翻修,是将腐烂病变的牙槽骨去除,移植骨替代物,或是将增生或者退缩的牙龈修整外形,最终达到恢复牙周组织较好的功能以及外形的目的。

临床上常见的牙周手术主要有牙龈切除术、牙周翻瓣术、组织引导再生术、牙冠延长术和膜龈手术等，可一种或几种手术联合进行治疗。牙龈切除术用于切除变大的牙龈。牙周翻瓣术是将无法通过刮治去除的腐烂病变的牙槽骨和肉芽组织暴露出来以便手术去除。组织引导再生术顾名思义是为了牙周组织的再生。牙冠延长术使牙冠相对"变长"，改善露龈笑患者的笑容。膜龈手术可以使牙龈退缩的患者恢复美学外观等。

那么，哪些情况可以考虑进行牙周手术治疗呢？

如果已经经过基础治疗，并且能维持良好的口腔卫生，但仍有部分牙齿有很深的牙周袋不能消除，医生探诊后有出血或溢脓，或者有部分牙齿因为外形等原因无法很好地进行清洁，这种情况下可以考虑进行牙周手术治疗。如果有个别牙牙龈退缩、露龈笑等影响美观的问题，也可以通过牙冠延长术或膜龈手术来治疗。

2. 哪些情况不建议做牙周手术？

如果有下列情况中的一项或多项，则不建议做牙周手术：

（1）炎症没有控制：如果还没有经过牙周基础治疗，暂时不能进入手术环节。

（2）不能配合医生：如果不能很好地掌握正确的刷牙方法，做到每日认真清洁口腔，或者不能配合医生完成各阶段的治疗，那么需要先养成良好的口腔卫生习惯，再选择合适的时间进行手术。

（3）身体疾病：如果患有全身性疾病（比如严重的心血管疾病、恶性肿瘤、肾病、肝病、出血紊乱和控制不佳的糖尿病）且未得到控制，心理上不能接受手术治疗或有其他不能经受外科手术的情况，那么手术对您来说弊大于利，暂时不建议进行牙周手术治疗。

（4）吸烟：吸烟影响创口愈合，吸烟者的手术治疗效果也会比非吸烟者差，因此医生不建议吸烟者进行牙周手术。

（5）妊娠：手术最好推迟到分娩之后。

3. 牙周手术前需要作什么准备?

牙周手术前一定要经过洁治、刮治等牙周基础治疗去除病因和控制炎症（消炎治疗）。如果未进行基础治疗就做手术，口腔内的大量细菌和牙石会感染伤口，手术将会弊大于利甚至百害而无一利。经过基础治疗，牙龈出血、溢脓等情况有所好转后，仍然需要学会控制牙菌斑的方法，即通过正确地刷牙，使用牙线、牙间隙刷等来保持口腔卫生。

在决定要进行牙周手术后，医生会向您做好解释工作，同时了解您全身的健康状况，是否需要预防性用药，是否需要暂时更换或停止服用抗凝药；做必要的化验检查，如血常规、凝血功能、某些传染病的筛查等。此外，医生还会和您沟通，告知您术中可能出现的应急处理以及术后并发症等。

手术前您需要作好充分的身心准备，对疾病和手术的了解有助于您缓解紧张的心情。

如果您患有高血压、糖尿病，这些疾病控制良好可以进行手术。您需要照常服用降压和降糖药物，放松精神，避免过度劳累。对于高血压的患者，医生将尽量把手术安排在上午进行。

4. 什么是牙龈切除术?

牙龈切除术是用手术方法切除变大的牙龈组织或后牙某些部位的中等深度牙周袋，重建牙龈的生理外形及正常的龈沟。牙龈成形术的目的是修整牙龈形态，重建牙龈正常的生理外形，两者常合并使用。

牙龈切除术主要用于治疗牙龈增生性病损，以及经牙周基础治疗后牙龈仍肥大、增生、形态不佳的患者。如果是因为炎症引起的牙龈增生肿胀，若没有经过牙周基础治疗，是不能直接通过手术切除的。妊娠期妇女常因激素水平变化易患妊娠期龈瘤，当牙龈瘤严重妨碍孕妇进食，可在孕妇身体条件允许的情况下通过牙龈切除术进行治疗。若患者存在位置正常的阻生牙，但该牙咬合面上覆盖牙龈影响进食或经常引起冠周炎，也可通过牙龈切除术去除龈片以利于阻生牙的清洁。对于位置不正或没有正常的咬合功能的阻生，就要考虑将其拔除。

什么情况下不建议进行牙龈切除术呢？①除了因其他疾病不能进行手术的情况，没有经过牙周基础治疗或牙周炎症未消除的患者应先进行基础治疗控制炎症；②如果存在较深的牙周袋或术区位于前牙，牙龈切除术会导致牙根暴露，影响美观；③术区还存在牙槽骨形态不佳，需进行骨手术。

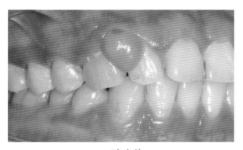 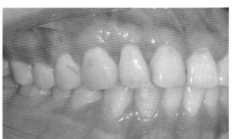

A. 治疗前　　　　　　　　　　　　　　　　B. 治疗后

图 6-1　牙龈瘤切除术前后
（浙江大学医学院附属第二医院牙周病专科陈莉丽医生提供）

5. 牙龈瘤切除术后还会再复发吗？

牙龈瘤，顾名思义指发生在龈乳头部位的瘤样物（图6-2），由炎症引起，并不是真性肿瘤。常见的致病原因有两个，一是局部口腔卫生欠佳，导致牙龈发炎引起增生；二是内分泌水平变化，比如孕妇因为雌激素、孕激素水平的剧烈变化而出现妊娠期龈瘤。牙龈瘤通过手术切除，术后容易复发。

为了减少复发的可能，切除手术
必须彻底。切除的瘤体应作病理学检
查以确诊。术后应定期复查，严格控
制菌斑。术后即使效果良好，患者也
一定要认真刷牙和使用牙线。

如果牙龈瘤复发了，仍然可以通
过手术切除；如果复发次数太多，即
使病变波及的牙没有松动，也应将牙
拔除，防止再发。

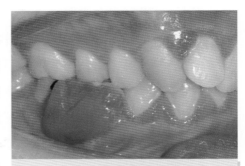

图 6-2　妊娠性龈瘤
（浙江大学医学院附属第二医院牙周病专
科史丹晖医生提供）

6. 得高血压好多年了，一直在服用降压药，现在牙龈越来
越肿影响吃东西，可以通过牙龈切除术治疗吗？

在全身状态允许，同时经过牙周基础治疗后牙龈仍然肿大的情况下可
以通过手术切除变大的牙龈。

长期服用降压药（钙通道阻滞剂，常见的有硝苯地平、氨氯地平等）的患
者，可能会因药物引起牙龈变大，称为药物性牙龈肥大（图 6-3）。严重者甚至会
出现变大的牙龈覆盖大部分牙齿造成进食困难，同时也影响美观和口腔卫生。

如果血压控制良好，同时身体没有其他手术禁忌的情况可以耐受手术
的话，就可以在经过牙周基础治疗后进行牙龈切除术重建正常的牙龈外形。
牙周基础治疗后，炎症得到控制，增生的牙龈体积会不同程度地缩小。如果
牙龈完全恢复正常，就不需要进行手术切除了；如果牙龈并没有完全恢复正
常，剩余的部分摸上去质地比较韧，就可以准备进行牙龈切除术。手术前要
尽量戒烟！

此外，除了降压药，抗癫痫药物苯妥英钠、免疫抑制剂比如环孢素 A
都可导致药物性牙龈肥大。

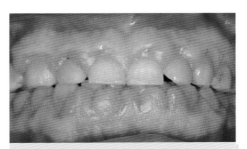

图6-3　服用降压药氨氯地平引起的药
物性牙龈肥大
（浙江大学医学院附属第二医院牙周病专
科史丹晖医生提供）

7. 什么是牙周翻瓣术?

　　牙周翻瓣术是目前应用最广泛的牙周手术方法。通过手术将术区牙周软组织翻开，直接暴露患牙的牙根及牙槽骨（图6-4）。医生可以在直视下清除龈下牙石和病变的组织，必要时可以同时进行牙槽骨修整。清理修整完毕后再把软组织复位、缝合。手术后牙周袋变浅或消失，患者自行维护口腔卫生就变得简单多啦!

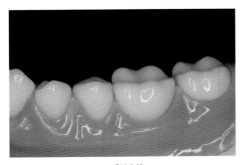

A. 翻瓣前

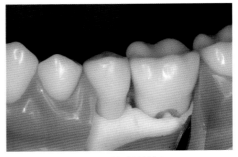

B. 翻瓣后暴露骨缺损区

图6-4　牙周翻瓣术模型示意图
（浙江大学医学院附属第二医院牙周病专科雷利红医生提供）

牙周翻瓣术常用于治疗深牙周袋或复杂性牙周袋。我们可以理解为衣服的长口袋，当口袋内部深处有脏东西难以彻底清洁时，就需要把口袋内部翻出来，暴露需要清洁的部位，经过处理后再将口袋复原。如果需要对某个部位病变的牙槽骨外形进行修整，或者其他需要暴露牙根面的情况下，都可以通过牙周翻瓣术联合其他牙周手术进行治疗。

8. 牙周翻瓣术后能达到什么样的效果？

牙周翻瓣术主要是为了暴露病变区组织，以便在直视下清除龈下牙石和感染的肉芽组织，达到使牙周袋变浅或消失的目的。

如果手术后严格遵从医嘱，术后经过 3~4 周，软组织就基本愈合了，可以看到手术的地方伤口消失或者只是稍微偏红一些。

牙周翻瓣术后常会出现不同程度的牙龈退缩，牙根面也会相应地暴露出来一些，牙齿看上去会有点变瘦长。牙龈退缩的原因除了手术需要切除牙周袋、修整牙龈以外，更主要的是由于彻底清除了腐坏病变的组织，炎症消退，牙龈不再肿胀，恢复到了它原本的位置。牙龈退缩的位置是由牙槽骨的高度决定的，通常随着牙槽骨的吸收而降低。

术区牙周袋变浅或消失，藏污纳垢的空间没有了，细菌和龈下牙石就无处可躲，您可以更轻松地自行清洁口腔啦！

9. 什么是牙冠延长术？

牙齿暴露在口腔里的部分叫做临床牙冠。牙冠延长术顾名思义就是把临床牙冠变长的一种手术方法。通过手术切除一部分"多余"的牙龈组织，并修整覆盖在牙龈下方对应的牙槽骨组织，在手术后获得期望的牙龈位置（图 6-5）。

（1）哪些情况下需要进行这样的手术呢？

1）牙齿因为外伤、蛀牙或其他原因，出现牙龈组织超过了临床牙冠折断或缺损的位置，这时候就需要把高出来的这部分"多余"的牙龈组织去掉，才能进行正常的治疗。

2）在进行牙齿矫正或者制作牙套时，发现临床牙冠太短，不能粘接矫正用的托槽或是牙套时，就需要切除牙龈，提供足够的空间。

3）有时候在牙齿上制作牙套以后会出现牙龈发红、疼痛、肿大、增生以及出血等情况，并且通过基础的治疗或是更换牙套都不能治好时，就需要进行牙冠延长术消除这些症状。

4）除了以上几种情况之外，还有一部分人天生牙齿看起来比较短，微笑、大笑或是说话的时候会露出一片红红的牙龈，不是特别好看，也可以通过牙冠延长术，让牙齿变长，让笑容更加灿烂。

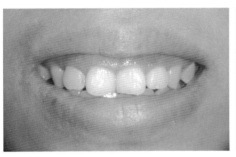
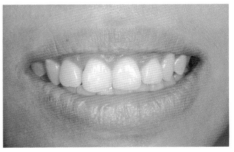

A. 治疗前　　　　　　　　　　　　B. 治疗后

图 6-5　牙冠延长术
（浙江大学医学院附属第二医院牙周病专科孙伟莲医生提供）

（2）如果您准备进行牙冠延长术，那么以下内容一定是您关心的：

1）手术前：医生需要对您的牙齿和牙周的情况进行检查。首先，您需要有良好的口腔卫生保健意识和牙周情况，并且身体健康，没有不适宜手术的疾病，特别是女性朋友需要避开生理期或是孕期。

2）手术中：医生会在要做手术的区域注射麻药，以减少疼痛感。这些麻药只在手术区域起作用，并会在数小时后失效，所以在手术过程中，您都能通过和医生交流了解手术的进展。

3）手术后：需要保护手术区域，24 小时内避免刷牙及用力漱口，不能做鼓腮、吮吸或者夸张的动作以免牵拉伤口造成出血及损伤。手术后 7~10 天要拆除固定的缝线，等到牙龈肿胀消退后，就可以看到手术的效果了。

进行牙冠延长术的牙齿和牙龈，需要 1~2 个月的恢复期。手术及手术后恢复期间对日常活动及进食几乎没有影响，只需要正常进行口腔清洁，保持口腔卫生。

10. 牙齿烂到牙龈下面了，是不是一定要拔？

当然不！我们需要医生帮助确定这颗牙齿有没有保留的价值。如果想要保留的牙根特别短或者特别细，就像是用一根小木棍撑起一辆大卡车，最终的结果只能是小木棍咔嚓一下断掉，所以类似这样的牙根是没有保留价值的，需要拔除。那么，什么样的烂牙可以保留呢？首先这颗牙齿要足够粗壮，并且牙根有合适的长度，可以牢固地长在牙床里，这样才有留下的价值。治疗这样的牙齿，可以根据具体的烂牙情况选择牙冠延长术或者翻瓣术。如果烂牙有牙齿疼痛或者牙根炎症的情况需要进行牙髓治疗，且应该在进行手术之前先完成。

手术后，牙龈需要至少 6 周的时间恢复稳定，因此烂牙根在戴上正式的牙套前，可以先做一个临时的牙套暂时使用。需要注意的是，对于美观要求比较高的前牙区，制作假牙套的时间最好是手术结束 2 个月以后，才能有比较好的美学效果。

11. 笑的时候牙龈露出来不好看，该怎么治疗？

有的人笑的时候会直接露出牙龈很不美观，这种现象我们将之形象地称为露龈笑（图 6-6）。不同的露龈笑治疗方法也不同。牙冠延长术适合治疗牙齿长得"又矮又胖"的露龈笑。手术切除多余的牙龈，有时还需要切除一定量的牙槽骨，把原本被遮盖住的牙冠露出合适的长度，这样牙齿就"变长"了，笑的时候就能看到白亮的牙齿而不是红红的牙龈了。

如果想要通过牙冠延长术治疗露龈笑，那么在手术前可能会有一些问题：

手术部位：由于露龈笑主要表现在上前牙区域，因此手术时需要对所有影响美观的牙齿区域进行治疗。正常的手术范围应该是包括"虎牙"在内的 6 颗上颌前牙。

伤口愈合：手术切除的牙龈和牙槽骨是经过医生设计确定的，手术后的牙龈需要一段时间恢复，大概经过 6 周时间就能看到最终的效果了。

手术后：手术不会对牙齿造成损伤，术后的疼痛也比较轻微，不会对日常活动造成影响。

除了牙冠延长术之外，还有牙齿矫正和正颌手术的方法可以治疗露龈笑。具体治疗方式的选择需要咨询口腔医生。

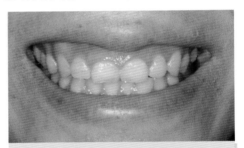

图 6-6　露龈笑
（浙江大学医学院附属第二医院牙周病专科柯婷医生提供）

12. 什么是牙周引导性组织再生术？

我们的牙齿就像是一棵树，牙齿周围的牙槽骨相当于树根周围的土壤，牙周炎就是围绕牙齿的"土壤"——牙槽骨发生了"水土流失"，于是牙齿就松动了。这些"水土流失"严重的牙齿经过牙周基础治疗后，牙根与周围的牙龈组织之间依旧存在比较深的牙周袋，容易藏污纳垢，不仅影响牙齿的自我清洁，也容易再次引起牙周组织的损害。牙周引导性组织再生术就是用膜性材料作为屏障，阻挡牙龈组织与根面接触，起到保护伞的作用为新骨的形成提供空间，可以帮助恢复一部分"水土流失"的牙槽骨，达到牙周组织的再生（图6-7）。

什么样的牙齿能做牙周引导性组织再生术呢？

（1）牙根周围的"口袋"特别深，并且开口很小的情况。

（2）后牙几个牙根之间的牙槽骨出现的"水土流失"情况。

（3）仅在个别牙齿靠近唇侧那一面出现了牙龈退缩，而这两颗牙齿之间的牙槽骨和牙龈完好的情况。

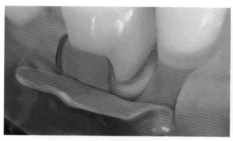
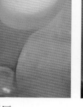

A. 翻瓣后暴露骨缺损区　　　　　　　　B. 覆盖屏障膜

图 6-7　牙周引导性组织再生术示意图
（浙江大学医学院附属第二医院牙周病专科柯婷医生提供）

13. 经过基础治疗后牙齿还是有些松动，可以通过牙周再生术治疗吗？

只有一部分经过基础治疗后仍有松动的牙齿可以通过牙周引导性组织再生术治疗。这些可以通过牙周引导性组织再生术治疗的牙齿一般有以下特点：

（1）牙根周围的"口袋"特别深，并且开口很小。

（2）多个牙根的后牙牙根分叉之间的牙槽骨没有完全吸收，且表面还覆盖着牙龈。

如果松动的牙齿牙龈退缩较多、牙根暴露明显或是牙根周围的"口袋"

开口大而浅，不能通过手术把"袋口"盖住，那么这样的松动牙是不适合进行牙周引导性组织再生术的。

牙周引导性组织再生术后 10~14 天可以拆线。由于术后 2~3 周术区不能刷牙，因此需要使用含抗菌成分的漱口水控制细菌，防止感染，手术后 2 个月内需要多次复诊检查，以便控制牙菌斑。牙周引导性组织再生术可以改善牙齿的松动度，但是对于松动度较大的牙齿，经过治疗后也很难恢复正常，可以选择松牙固定术来恢复正常的咬合功能。

14. 什么是膜龈手术?

膜龈手术是多种牙周软组织手术的总称，手术区域包含了附着龈、牙槽黏膜、系带和前庭沟区（图 6-8）。

附着龈（图 6-8 黑色箭头示）是紧密贴在牙齿及牙槽骨表面的软组织，也是俗称的"牙肉"，颜色粉红，不能移动。牙槽黏膜（图 6-8 白色箭头示）是与附着龈相连的软组织，颜色呈深红色或暗红色，与附着龈相比有一定的活动度。向外牵拉嘴唇左右摆动时，可以看到与嘴唇一起摆动的部分是牙槽黏膜，而固定不动的部分是附着龈。同时，随着嘴唇左右摆动的牙槽黏膜上像绳子一样突起的细长的条状黏膜叫做系带（图 6-8 黄色箭头示）。由附着龈、牙槽黏膜、系带及嘴唇一起形成的像水沟一样的凹陷，称作前庭沟。

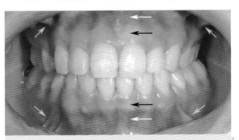

图 6-8　膜龈手术区域
（黑色箭头：附着龈　白色箭头：牙槽黏膜　黄色箭头：系带）
（浙江大学医学院附属第二医院牙周病专科柯婷医生提供）

较宽的附着龈有利于保护和维持牙龈高度，帮助保持口腔卫生。附着龈的宽度及前庭沟的深度会影响活动假牙的固定。可以通过膜龈手术改善附着龈的宽度或增加前庭沟的深度来治疗临床问题，例如牙龈退缩。

　　系带把嘴唇、颊部或舌体与牙龈、牙槽黏膜等相连，从而限制嘴唇、颊部和舌体的活动范围。过短的系带会影响口唇、舌体的运动，出现门牙牙缝变大、牙龈退缩、说话不清楚等表现，也可能影响其他牙周手术的治疗效果。通过系带修整，可以减少系带对相应组织的牵拉，改善症状。

15. 牙龈退缩能通过膜龈手术治疗吗？效果如何？

　　只有一部分牙龈退缩能够通过膜龈手术进行治疗。

　　我们把牙龈退缩分为 4 种不同的类型（图 6-9）。只有其中Ⅰ、Ⅱ、Ⅲ类的牙龈退缩可以通过膜龈手术恢复不同程度的牙龈高度。

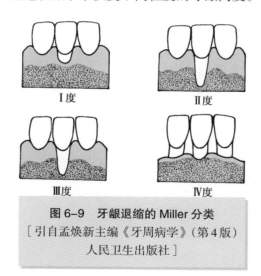

Ⅰ度　　　　　　Ⅱ度

Ⅲ度　　　　　　Ⅳ度

图 6-9　牙龈退缩的 Miller 分类
［引自孟焕新主编《牙周病学》（第 4 版）
人民卫生出版社］

　　牙龈退缩的手术治疗主要通过把健康的牙龈转移到牙龈退缩的部位，使牙龈重新覆盖暴露的牙根，包括游离龈移植术、侧向转位瓣术和上皮下结缔组织移植术。

　　侧向转位瓣术是将要治疗的牙齿相邻牙的健康牙龈分离一部分，转移到要治疗的牙齿退缩的区域，盖住暴露的牙根表面，同时在提供牙龈的区域形成新鲜的牙龈组织，从而得到牙龈高度的恢复。这种手术术式可以在单颗牙齿的牙龈退缩、牙根暴露面宽度较窄、相邻牙牙龈健康的情况下使用。

游离龈移植术（图 6-10）和上皮下结缔组织移植术是在腭部的健康牙龈上取下一部分牙龈组织，移植到牙龈退缩的区域覆盖暴露的牙根，让退缩的牙龈高度恢复的术式。这种手术术式多用于治疗单个牙或者多个牙宽而深的牙龈退缩。

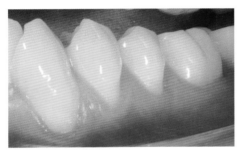 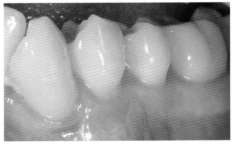

A. 治疗前　　　　　　　　　　　　　　　B. 治疗后

图 6-10　游离龈移植术治疗前后效果图
（浙江大学医学院附属第二医院牙周病专科丁佩慧医生提供）

膜龈手术对牙龈高度恢复的程度与患者本身牙龈的厚度以及牙龈退缩的程度有关。牙龈厚度较薄以及邻面牙槽骨吸收引起的牙龈退缩其治疗效果较差，而牙龈厚度适宜且邻面牙槽骨吸收较少的牙龈退缩，通过手术能获得的牙龈高度恢复较好。

16. 牙周手术后有哪些注意事项?

（1）手术后需要吃药吗?

牙周手术后使用的药物主要有三种。第一种是镇痛药：牙周手术都是在局部麻醉下进行，麻药效果消失后会出现手术区域的疼痛或不适感，如果疼痛加剧难以忍受，可以服用止痛药缓解，常用的止痛药有对乙酰氨基酚、布洛芬等。第二种是控制牙菌斑的含漱剂：术后 1 周内避免术区刷牙，可使用含漱剂控制术区牙菌斑，常用 0.12%~0.2% 氯己定液。第三种是口服抗生素：对风湿性心脏病、先天性心脏病和有人工心脏瓣膜的患者应预防性使用抗生素以防感染性心内膜炎，并持续使用到拆线以后。医生会针对患者的情况开具合适的药物。

（2）手术后脸肿了怎么办？

手术结束后手术区域会出现肿胀，并在术后 2~4 天最为严重，不必过于紧张，这属于正常的术后反应。可以在术后 24 小时内冰敷手术区域相应的面部，以减轻术后肿胀，冰敷时可以用毛巾包裹冰袋，冰敷 15 分钟，停 10 分钟，以免造成冻伤。

（3）手术后嘴里总是有血腥味怎么办？

手术后 1 天内可能在唾液中发现血丝，这是正常现象，并且可以自行消失，因此手术后如果在唾液中发现血丝，请不要频繁地吐口水或做吮吸的动作，以免出现手术区域出血。如果出血量过大，如吐出暗红色或鲜红色血块时，就需要及时就医。

（4）手术后可以刷牙漱口吗？

保持良好的口腔卫生是术后护理的关键。手术后 24 小时内不能用力漱口，不能做"青蛙嘴"、鼓腮或是吮吸之类的动作，避免游泳等憋气行为。刷牙时避开手术区域，将口腔内其他牙齿和牙龈等组织清洁干净。手术区域在 1 周内应避免刷牙，手术 24 小时后可使用漱口水轻轻漱口。

牙周手术后手术区域需要保护，医生可能会在手术区域盖上一层牙周塞治剂来保护手术区域。这层保护层会在几小时内逐渐变硬（或吸收），偶尔会引起疼痛及不适感。牙周塞治剂在口腔内可能会有小部分脱落，只需要漱口吐出即可。

（5）做完手术，有什么忌口呢？

手术结束当天不要吃过烫、过硬的食物，建议选择粥、面条等软质的半固体食物或牛奶、豆浆等流食。不要用手术区域咀嚼食物。

（6）做完手术需要休息吗？能不能进行运动呢？

手术后 3 天内可能会出现少许不适和虚弱，或有发热等症状，因此手术结束后需要适当休息，避免过度劳累或过度运动。如果出现高烧等全身症状，需要及时就诊。

（7）手术后需要隔多久复查呢？

大部分牙周手术均需要缝合牙龈，根据不同的手术类型，一般需要在术后 1~2 周复查，拆除缝线。

（陈莉丽 史丹晖 柯婷）

第七章

慢性牙周炎与全身性疾病的关系

1. 牙周感染与哪些全身性疾病有关？

牙周炎是一种由细菌引起的感染性疾病，口腔作为消化道和呼吸道的入口，可以从多方面影响全身健康，因此与全身性疾病密切相关。在健康人的口腔中，大约存在700多种微生物。当牙根周围发生炎症时，结合上皮向根方增殖形成牙周袋。重度牙周炎患者的牙周袋内壁的溃疡面积总和可以达到72cm^2，其大小相当于一位成年人的手掌面积。细菌、细菌的代谢产物及其引起的炎症因子在刷牙、进食和吞咽的时候，可能通过外周血液循环、呼吸道或消化道到达深层组织并扩散到身体的其他部位。因此，牙周炎患者容易发生口腔源性的全身系统性疾病。

临床证据和研究证实牙周感染可能是心脑血管疾病（动脉粥样硬化、心肌梗死、脑卒中等）、糖尿病、妊娠并发症、呼吸道感染、类风湿关节炎、阿尔茨海默病等疾病的重要感染因素之一，也可以说如果得了比较严重的牙周炎，那么上述全身性疾病的患病率就会增高。

2. 控制牙周炎症能缓解全身性疾病吗?

通过对牙周疾病的彻底治疗,包括洁牙、深层刮治或牙周手术,能够有效去除包括牙菌斑、牙石在内的牙周组织感染物,减少口腔中的细菌数量和种类,减轻牙周组织的炎症,这样就减少了牙周组织的溃疡面积,减少了细菌进入血液到达全身组织器官的途径。另一方面,口腔内细菌总量的减少,也减轻了全身免疫反应的负担,有利于全身性疾病的缓解。

3. 牙周炎与心血管疾病有关系吗?

1946 年,一位患者由于感染亚急性细菌性心内膜炎而死亡,通过尸检发现导致心脏感染的细菌来自于口腔,这种细菌被命名为血链球菌,是口腔中的常见菌群。其他临床病例也显示植入人工瓣膜后,若口腔存在感染,则心脏瓣膜更容易形成血栓。此外,患重度牙周炎的人群更容易患心肌梗死或脑卒中等心脑血管疾病。一项在中国北京某社区进行的调查发现,在 103 位中老年陈旧性心肌梗死的患者中,大部分人都患有中重度牙周炎。1996 年,国外的研究者也报告如果存在牙周感染引起的牙齿周围骨组织(牙槽骨)丧失,那么发生冠心病的概率为牙周正常者的 1.4 倍。早在 1998 年就有研究人员在冠状动脉斑块、颈动脉斑块、腹部大动脉壁、动脉瘤及血栓闭塞性脉管炎、静脉曲张的血管壁或栓子中检测出牙周微生物,其中最多见的细菌是牙龈卟啉单胞菌和齿垢密螺旋体,而这两种细菌正是牙周炎的主要致病菌,它们可以使人体的低密度脂蛋白发生改变。细菌长期存在于血液循环中,可在血管壁上形成粥样硬化斑块。一旦条件成熟,斑块可能会脱落导致血管栓塞,引起心肌梗死、脑血栓等急性过程。因此,现在普遍认为牙周炎是冠心病及其急性发作的一个非常重要的因素。

4. 处于高血糖状态的患者为什么要重视口腔健康？

糖尿病本身并不可怕，但是如果不能很好地控制血糖就是一件很危险的事情了。高血糖状态可以引发包括糖尿病心脏病、糖尿病眼病、糖尿病肾病等一系列并发症。在美国牙科学会上有学者提出，牙周炎是糖尿病的第六大并发症。首先，高血糖状态会使机体抵抗感染的能力下降，一旦出现全身或局部感染（包括牙周感染），进展会很迅速。口腔是一个开放的环境，是消化道和呼吸道的入口，因此不可避免地伴随细菌的定植和感染的发生。假如一个血糖正常的人和一个高血糖状态的人口腔内存在同样多的牙石、同样的细菌，血糖正常的人可能只是表现为轻微的牙龈发红、刷牙时牙龈出血，而高血糖状态的人就可能表现出牙周溢脓，甚至出现牙齿松动。高血糖状态的患者不仅发生感染后不容易控制，而且长期的高血糖状态使他们的小血管基底膜增厚，造成局部氧分压降低，而厌氧菌特别喜欢在这种缺氧的环境中定植、生长，恰恰牙周炎的致病菌就是以厌氧菌为主，牙周致病菌在缺氧的牙龈组织中定植后不断繁殖，最后引起牙齿周围组织感染即牙周炎的发生。同时，高血糖的人存在创口愈合障碍，我们在生活中也会发现，糖尿病患者的创口不容易愈合，因为高血糖状态抑制了成纤维细胞和成骨细胞的活性，使骨基质、胶原生成减少，组织的修复再生能力下降。一旦得了牙周炎，牙齿周围的骨组织将会不断丧失，骨再生的能力差，使牙齿更容易松动脱落。

5. 为什么血糖过高会影响牙周治疗的效果？

患有糖尿病并不是牙周治疗的禁忌证，糖尿病患者进行良好的血糖控制后，可以像健康人一样进行牙周治疗。但是，如果您患有糖尿病，又不对血糖进行良好的管理，就会对牙周治疗产生不良的影响。首先，高血糖状态不利于牙周炎的恢复。高血糖状态可以形成一类非酶糖基化的蛋白质和脂质，它们能够与单核巨噬细胞表面高亲和力的受体结合，分泌大量的炎症介质，医生即使清除掉以牙菌斑、牙石为主的感染物质，大量炎性因子的存在也使牙周感染很难得到控制。而且，高血糖的个体在进行牙周治疗后还可能出现感染加重的现象。长期血糖过高，使机体抵抗感染的能力下降，复杂的牙周治疗不可避免地造成牙龈组织的创伤。高血糖状态不仅会延缓创口的愈合，还会加重炎症反应的程度，造成感染加重和扩散，甚至会出现全口的急性牙周脓肿。因此，对于患有糖尿病的牙周炎个体，要在内科医生的辅助下，控制血糖后，再进行牙周基础治疗，这样才能够使牙周治疗安全、有效。

6. 备孕期间为什么要进行牙周检查及必要的牙周治疗？

如果您准备做一位妈妈，为了您和宝宝的健康，备孕期间要看口腔医生，请医生为您作一次全面的口腔检查。

首先，要拔除位置不正的智齿和治疗口腔内的龋坏牙齿。否则，如果在怀孕期间发生口腔问题，您除了要忍受激素水平变化带来的不适，还要忍受牙疼的痛苦。同时，要给牙齿做一次彻底的清洁。因为牙龈是性激素的靶器官，怀孕期间黄体酮水平会增高，口腔内细菌比例也会发生改变，牙龈对局部刺激的反应增强。而且，怀孕期间进食次数增多，身体不适可能导致您疏于维护口腔卫生，这些因素都可能增加牙龈发炎、出血的概率，甚至有的女性在孕育宝宝之后会出现牙齿松动、牙齿扇形移位的症状。这都说明了怀孕期间可能是牙周炎进展的主要时期。更严重的是，发生在孕期的重度牙周炎，还可能引发早产或分娩低出生体重儿等不良妊娠结果。一位学者曾经对纽约哈林地区的年轻妇女进行过一项很有意义的调查研究，74 名志愿者在接受了口腔洁治、深层刮治和口腔卫生指导等牙周治疗后，她们分娩出低出生体重儿的概率为 13.5%，而另外的 90 人没有接受任何牙周方面的治疗和指导，她们分娩出低出生体重儿的概率为 18.9%。在分娩出低出生体重儿孕妇的羊水中可以检测到牙周炎最主要的致病菌——齿垢密螺旋体、牙龈卟啉单胞菌和福赛坦菌。

因此，所有怀孕或计划怀孕的女性都要进行包括牙周检查在内的全面口腔检查，以预防或治疗牙周疾病。患有牙周疾病的备孕女性都应该进行口腔洁治、龈下刮治和根面平整等牙周治疗，以减少牙周组织的炎症，降低怀孕期间发生牙周炎的危险，并降低低出生体重儿的分娩概率，提高和保证健康胎儿的出生率。

7. 患有重度牙周炎的孕妇更容易分娩低出生体重儿吗?

大量的临床证据表明，患有重度牙周炎的孕妇分娩出低出生体重儿的概率升高。早在 30 年前，一名学者曾经做过一项调查发现，处于怀孕期间的女性，如果口腔内有 60% 以上牙齿周围的骨组织吸收超过了 3mm，那么分娩出低出生体重儿的危险度就增高了 7.5 倍，这种危险性甚至比吸烟和酗酒引起的低出生体重儿更高。10 年后，他们又进行了一项包含 1020 名孕妇的调查研究发现，患有中重度牙周炎的孕妇早产概率为 28.6%，而牙周健康的孕妇早产概率仅为 11.2%。但是，即使患有重度牙周炎，如果在怀孕前或怀孕过程中进行了有效的牙周治疗，分娩出低出生体重儿的概率跟牙周健康者没有明显差别。上述临床证据都提示了牙周感染可能是诱发早产、分娩低出生体重儿的原因之一。

那么，牙周感染是如何引起不良妊娠结果的? 首先，存在于牙周组织中的微生物可以通过循环系统进入羊水中诱发早产。更重要的是，引起牙周炎发生的细菌主要是革兰氏阴性厌氧菌，这些细菌可以产生一种叫做脂多糖的毒性物质，它可以刺激一些炎症介质 (在医学上称为肿瘤坏死因子和前列腺素) 的合成和分泌。这些炎症介质在牙周组织中形成后，可以通过外周血液循环和胎盘屏障进入羊水中。人类的正常分娩，恰恰需要这 2 种物质，当它们达到一定的阈值就会介导正常的分娩。而孕妇体内异常增高的肿瘤坏死因子和前列腺素可能会提前启动宫缩和分娩程序，引起早产和分娩低出生体重儿。

8. 牙周炎致病菌怎样引起肺部疾病？

较差的牙周环境是潜在的呼吸道致病菌的储存库。口腔细菌可以通过两种方式造成肺部感染。一种是血源方式，就是说口腔内的细菌进入到血液中，通过血液循环到达了肺部。在拔牙、根管治疗、牙周手术和龈下刮治等口腔局部操作后 1 分钟，部分细菌就可以从口腔的感染部位到达肺部和周围毛细血管内，引起肺部和下呼吸道的感染。但是就目前的研究结果来看，这种血源性感染的报道并不多，但是若患者的体质较差，全身抗感染的能力比较弱便容易发生。另一种常见的途径是吸入方式，就是存在于口咽部的细菌通过呼吸过程中的吸入动作进入肺部，引起下呼吸道的感染。中国医科大学口腔医学院通过采集患有肺部疾病患者的气管分泌物进行细菌基因学分析发现，呼吸道内定植的一些细菌（如肺炎链球菌、铜绿假单胞菌、伴放线聚集杆菌）与口腔内的上述细菌是同一来源的。这些定植在口腔中的牙周致病菌被吸入到肺部后，能够刺激呼吸道上皮产生一些炎症介质，造成局部组织的损伤和气道上皮的纤维化、气道壁增厚。同时，位于口腔的牙菌斑生物膜中也定植着引起呼吸道疾病的致病菌，它们通过呼吸时的吸入动作进入肺的深部，引起肺部疾病的发生和加重。

9. 牙周炎与消化道疾病有关系吗？

牙周炎与慢性胃炎、慢性肠炎的发生、发展都具有一定的关系。牙周炎可以造成牙齿的松动缺失。牙齿咀嚼能力减弱加重了胃肠的负担，从而造成胃肠的不适和疾病。更重要的是，大家都知道幽门螺杆菌是慢性胃炎的主要致病菌，一旦幽门螺杆菌在胃部定植、繁殖，就有可能引起胃部炎症甚至胃部肿瘤的发生。但是，可能还有很多人不知道，慢性牙周炎患者的深牙周袋和牙菌斑生物膜也是幽门螺杆菌的"藏身之所"，深牙周袋和牙菌斑生物膜的微需氧环境特别适合这种细菌的生长，它们通过吞咽动作进入胃部，引起胃部病变的发生。

牙周炎不仅与胃部疾病的发生有一定关系，牙周炎形成的深牙周袋和牙菌斑还影响着幽门螺杆菌引起的胃部疾病的预后。临床上常采用三联疗法或四联疗法治疗幽门螺杆菌引起的胃部疾病，这些药物可以根除胃肠道中的幽门螺杆菌。但是，口腔中的幽门螺杆菌由于躲藏在牙菌斑中，抗生素很难进入生物膜的内部将其清除。经过药物治疗，在胃黏膜中已经检测不到幽门螺杆菌了，但在口腔中仍然可以检测到。口腔中的幽门螺杆菌可以造成胃黏膜的再次感染。规范化的牙周治疗可以使牙周状况得到显著改善，使口腔中的幽门螺杆菌数量大大减少。因此，对于伴有牙周炎的胃部幽门螺杆菌阳性患者，应该在全身药物治疗的同时进行有效的牙周治疗，才能有效提高胃部幽门螺杆菌的根除率，保证胃部疾病的恢复。

那么，牙周炎对肠道疾病有什么影响呢？在牙周炎发病的时候，口腔内会聚集大量的细菌，其中有一种被称为具核梭杆菌的细菌，不仅可以帮助牙周致病菌在口腔中定植，还能够通过吞咽动作进入肠道，帮助肠道致病菌定植，发挥致病作用。此外，它本身也可以促进肠道肿瘤的发生。研究发现，具核梭杆菌能够在基因水平、蛋白水平以及代谢方面打破机体的稳态平衡，引起肠道癌前病变或癌症的发生。有效的牙周治疗可以减少口腔内的细菌定植，减少具核梭杆菌的数量，从而减轻胃肠道的细菌负担，有利于消化道的健康。

10. 牙周炎与类风湿关节炎有关系吗？

近年来的临床证据表明，牙周炎的严重程度与类风湿关节炎密切相关，牙周炎患者罹患风湿性关节炎的概率也较高。国外的一名学者曾对 1412 名患者进行临床检查发现，62.5% 的类风湿关节炎患者处于牙周疾病的快速进展期，并且发现中重度牙周炎患者类风湿关节炎的患病风险更高，类风湿关节炎患者牙周炎发病率也增高，二者呈现正相关。不仅如此，类风湿关节炎也会加重牙周炎患者的临床症状，促进牙龈出血和牙齿周围骨组织的破坏。

那么，牙周炎与类风湿关节炎相互影响的关系是如何建立起来的？其中最主要的一个因素就是牙周炎的致病菌——牙龈卟啉单胞菌，这是一种能够合成表达肽酰基精氨酸脱亚氨酶的微生物。牙周感染时，这种致病菌可以通过炎症组织进入循环系统中，并在远隔器官中定植，通过对肽酰基精氨酸脱亚氨酶的活化，将精氨酸转变为瓜氨酸，产生环瓜氨酸蛋白，诱导抗环瓜氨酸蛋白抗体产生，从而加重类风湿关节炎的病情。此外，牙周致病菌还会触发一些类风湿关节炎易感人群的免疫反应，引起风湿性关节炎的发生。

11. 牙周炎与阿尔茨海默病有关系吗？

阿尔茨海默病又叫老年性痴呆，是一种中枢神经系统性病变，病程进展慢，是老年期痴呆最常见的一种类型。主要表现为渐进性记忆障碍、认知功能障碍、人格改变及语言障碍等神经、精神症状。

2016 年，美国 Moir 和 Tanzi 博士提出阿尔茨海默病的致病机制可能是由炎症引起。进入血液循环的微生物以及它们的毒性产物能够通过破坏血管的完整性对大脑产生直接或间接的影响，甚至通过血脑屏障或周围的神经进入大脑。通过对患者死后的大脑标本进行检测，发现阿尔茨海默病患者比非阿尔茨海默病的个体，分离出肺炎衣原体、齿垢密螺旋体和博氏疏螺旋体的概率更高。最近，牙龈卟啉单胞菌的脂多糖被证明能够穿过阿尔茨海默病患者的血脑屏障，这就说明牙周炎可能对阿尔茨海默病的发生发展具有潜在的影响。

通过流行病学调查，也证实了认知障碍与牙周炎存在一定的关系。美国第三次健康和营养调查通过对 2355 名大于 60 岁的人群进行分析研究显示，牙周炎与认知损伤存在显著的相关性。另一项涉及 5138 名 20~59 岁人群的流行病学调查显示，在排除其他因素的干扰后，发现牙龈出血、牙周组织丧失与认知障碍存在明显的相关性。通过 20 年纵向观察追踪 152 名 50~70 岁的人群，发现牙齿脱落较少或没有牙齿脱落的个体更不容易发生认知障碍。

现有的研究结果虽然不能完全证明，牙周病原菌引起的外周炎症直接影响神经的病变，加剧阿尔茨海默病的发生和进展。但是，牙周炎会增加全身微生物的总量，并促进全身的慢性炎症反应，这可能是阿尔茨海默病中永久的神经退行性病变的危险因素之一，因此有效的口腔和牙周治疗非常重要。

（潘亚萍　王宏岩）

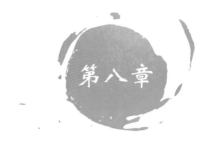

第八章

特殊人群的牙周管理

1. 心血管疾病治疗的常用药物对牙周治疗有影响吗?

如果您患有心血管疾病,可能每天需要口服药物以控制病情。一些药物可能存在与牙周疾病相关的副反应,进而影响牙周治疗。钙通道阻滞剂是常见的降压药物,如硝苯地平、地尔硫䓬、维拉帕米、氨氯地平等,这些药物的常见牙周相关不良反应是牙龈增生。

牙周感染或牙周炎会加重药物性牙龈增生。因此,服用这些药物应尽早到口腔科或牙周科进行全面的牙周检查,并尽早治疗牙周炎。如果已经发生牙龈增生等不良反应,应先开展牙周基础治疗,必要时行牙周手术。在保证血压控制的前提下,必要时也可以建议内科医生调整药物。

2. 心血管疾病患者能进行牙周治疗吗?

常见的心血管疾病包括心律失常、心力衰竭、心肌梗死等。根据患者发生心梗、心衰的程度不同，心血管疾病患者接受牙周治疗的风险也各不相同。此外，很多治疗心血管的药物对牙周组织有影响，建议服用此类药物的患者定期检查牙周情况。

就诊前：请定期体检或到心内科检查，评估心血管系统的健康状况。如果您植入了心脏起搏器，电刀、超声洁牙设备和洁治器械可能影响某些型号的心脏起搏器和（或）ICD（一种能够放电的起搏器）的功能，进而危及生命。因此，您应充分了解所植入的设备，咨询内科医生自己所植入的设备是否会受到超声的干扰，并在就诊时向口腔医生提供详细的病史资料。

就诊当天：如果您有心血管疾病，请到有心电监护和抢救设施的医院接受口腔治疗。就诊时如实告知医生您的病史。根据您的健康状况，医生可能会为您测量血压或进行心电监测，并会为您制订个性化的治疗方案。为了确保治疗安全，整个过程可能会在心电监护下进行。患者就诊时，常常会因为紧张导致血压升高，引发心血管意外。因此建议您放松心情，避免焦虑。治疗时的疼痛也可能会导致心血管疾病发作，为了缓解疼痛，医生可能会使用局麻药。如果您的身体状况不佳，牙周治疗可能会带来较高的风险，医生可能仅对您进行对症治疗，或要求您先到心内科会诊，暂缓牙周治疗。

牙周治疗时：整个治疗过程可能会在心电监护下进行，请放松精神，避免过度紧张，医生可能会使用麻醉剂对您进行镇痛和镇静。

牙周治疗后：医生可能会叮嘱您术后使用抗炎药物，以降低感染风险。为了避免治疗后疼痛引发心血管疾病的风险，术后可能还需要服用镇痛药物。

3. 高血压患者能进行牙周治疗吗?

牙周治疗前一天：如果您血压偏高或患有高血压，但是又需要接受牙周治疗，为了平稳血压，在就诊前一天最好避免熬夜和过度劳累，保证充足的睡眠和休息。

牙周治疗当天：您可以在就诊前先自行测量血压，成年人收缩压不超过180mmHg（青少年不超过160mmHg）和（或）舒张压不超过110mmHg（青少年不超过100mmHg）是牙周非手术治疗允许的上限。请您放松心情，避免焦虑和活动，不能憋尿。选择合适的袖带，过紧的袖带可能导致测量结果偏高。测量血压时，可以采取坐位或仰卧位，穿衣袖宽松的服装，裸露测量手臂，将血压计、测量零点（指传统的水银血压计上的零刻度）、袖带等的位置与心脏位置（坐位时大致在乳头略靠上的水平）平行。如果测量结果高于上限标准，请休息至少5分钟后再次测量，如果依然高于此标准，请尽快到心内科就诊，待血压控制至180mmHg/110mmHg（青少年160mmHg/100mmHg）以下时再到牙周科就诊。

牙周治疗时：治疗前医生可能会先为您测量血压。如果血压超过上限标准，医生可能会要求您先控制血压，择期进行牙周治疗；如果收缩压为160~180mmHg（青少年140~160mmHg）和/或舒张压为100~110mmHg（青少年90~100mmHg），且口腔症状可能引发血压升高时，医生可能会仅进行对症治疗，并进行血压监测及镇痛镇静治疗；如果血压低于160mmHg/100mmHg（青少年140mmHg/90mmHg），且没有其他不适合接受牙周治疗的情况，可以放心接受牙周治疗。治疗过程中，请您放松精神，不要过度紧张。

牙周治疗后：除常规注意事项外，还应继续控制血压，防止治疗后出血。

4. 糖尿病患者能进行牙周治疗吗？

糖尿病患者可以进行牙周治疗，但前提是要良好地控制自己的血糖。

牙周病与糖尿病之间存在双向关系。如果您患有糖尿病，建议平时要进行良好的自我口腔卫生维护，并定期接受口腔检查和治疗。

患有糖尿病时，更容易感染牙周炎，尤其是血糖控制不佳的情况下，牙周炎症更难以控制，且容易出现牙周急性炎症。此外，未经控制的牙周炎可能会增加血糖控制的难度，同时也可能诱发心血管疾病、肾病等其他并发症。血糖的控制非常关键，这依赖于您和医生的共同努力。糖尿病患者进行牙周治疗时应格外注意。

当血糖控制良好时［4.4mmol/L< 空腹血糖 <7.0mmol/L，糖化血红蛋白（hemoglobin A1c，HbA1c）<7.5%］，可以进行常规的牙周治疗。其中，胰岛素依赖的患者，就诊应尽量安排在上午（早餐及服药后 1.5 小时），就诊前正常进食和用药。

如果血糖还没有得到有效的控制（空腹血糖 >7.0mmol/L，HbA1c>7.5%），则不应接受复杂的牙周治疗，例如牙周手术治疗等。由于伴糖尿病的牙周治疗效果比较差，所以建议您定期到口腔科和内分泌科复查，在医生的指导下监测、控制血糖水平，并评估牙周组织状况，接受牙周治疗。

如果您的全身状况相对较差，但需要进行牙周手术等创伤性治疗时，则应该选择分期治疗，否则易引起菌血症。其中，对于血糖水平控制不佳且血压 ≥ 180mmHg/110mmHg 或全身情况差者，当空腹血糖 <3.89mmol/L 或 >11.1mmol/L 时，可以进行简单的对症处理；血糖过低者可以口服 15~20g 的碳水化合物（如葡萄糖片或凝胶、半杯果汁、1 汤匙白砂糖）；当血糖控制不佳且伴有严重并发症（如糖尿病肾病、心梗等）时，则只能简单做一下对症处理。

如果牙周病较严重，可预防性使用抗生素，并且应更加重视自身的牙菌斑控制，正确刷牙，使用牙线、冲牙器等，还应定期复查，这样就可以维持良好的疗效。

对于抗生素的使用，一般来说遵循医嘱即可。血糖偏高时，感染风险较高，术后可能需要服用抗生素。

5. 妊娠期或哺乳期女性能进行牙周治疗吗？

被牙周炎困扰的准妈妈们或许会担心牙周治疗是否会对母体及胎儿产

生不良的影响。如果处于妊娠期，还能接受牙周治疗吗？一般而言，妊娠不是牙周基础治疗的绝对禁忌证，因此不必对牙周治疗过于紧张和抗拒。对处于不同怀孕阶段的准妈妈，医生采取的处理方法也不尽相同。

孕早期（1~3个月）：此期是胎儿器官形成的关键时期。如果您正处于这个阶段，为了降低风险，医生可能只有在紧急情况下才会进行治疗和干预。在这个阶段，医生往往会对准妈妈进行口腔卫生宣教，以保证您在怀孕期间能够对自己进行有效的口腔卫生维护，必要时您也可接受龈上洁治（洁牙）。

孕中期（4~6个月）：此期是怀孕期间较安全的口腔治疗时期。如果您正处于这个阶段，医生可能根据您的情况建议您接受龈上洁治、龈下刮治等治疗，不过医生还是会尽量避免复杂、用时长或者创伤大的治疗。

孕晚期（7~9个月）：此期准妈妈的子宫对刺激较为敏感，一些刺激可能有引发早产等风险。如果您处于孕晚期的早期阶段，依然可以接受与孕中期相似的治疗。但是如果您已经进入孕晚期的后期，应该对牙周治疗持谨慎的态度。

然而，如果在怀孕期间牙周炎症非常严重或出现急性感染、脓肿等情况，不论妊娠处于何种阶段，请您及时咨询专科医生。

大家都知道，在牙周治疗的同时可能会辅助使用药物。对处于妊娠期或者哺乳期的妈妈们而言，这些药物究竟能不能使用呢？理想状态下，妊娠期最好不要使用任何药物，尤其是在妊娠前3个月。虽然多数牙科用药对于妊娠妇女是相对安全的，但是医生可能会结合药物用量、妊娠月份及治疗持续周期综合考虑，或者要求您咨询妇产科医生。一定程度上，哺乳期间使用药物确实存在药物成分进入乳汁从而对婴儿产生副作用的风险。但大多数药物在乳汁中的含量很少，不足以对婴儿产生显著副作用。目前关于药物进入乳汁的研究结论有限，临床医生大多结合经验使用相对安全的药物。因此，我们建议哺乳期间尽量不使用药物。如果您正处于哺乳期，必须使用药物，建议您在一次哺乳后服药，或者在服药4小时（或以上）后再哺乳，以降低哺乳时乳汁中的药物浓度。

目前关于牙周局部用药对妊娠期和哺乳期女性的影响证据尚不明确。

6. 器官移植患者能进行牙周治疗吗?

器官移植术后易发生口腔病变的原因主要为:移植术后使用的免疫抑制剂等药物使全身、口腔环境发生改变,促进牙周疾病的发展。

器官移植患者的牙周治疗,需在与内科医生或器官移植医生共同协商下进行。

器官移植后初期(<30 天)及移植后排斥期:如果您处于这个阶段,到牙周科就诊时,医生可能仅进行急症处置。

器官移植稳定期:如果您处于这个阶段,在日常生活中,我们建议您加强口腔卫生维护,严格控制牙菌斑,使用漱口水等辅助牙菌斑控制措施。如果您同时患有牙周炎,请到牙周科就诊,医生可能对您进行全面的牙周状况评估,并根据您的牙周状况,选择相应的治疗方案。治疗前,医生可能会检查您的凝血指标,对于凝血异常的情况,医生可能会推迟牙周手术等有创治疗。在牙周基础治疗或牙周手术治疗前,医生可能会建议您使用抗生素。器官移植者预防性使用的抗菌药物包括抗细菌、真菌药物,有时还需联合抗病毒药物。

正如前几章所述,一些药物(如环孢素类免疫抑制剂)可能会引起药物性牙龈增生,如果您患有此类牙周病,应根据情况接受相应的牙周治疗,包括牙周基础治疗或牙周手术治疗。

7. 出血性疾病或长期服用抗凝药的患者能进行牙周治疗吗?

进行牙周治疗时,医生会根据患者出血性疾病的严重程度和牙周治疗的复杂性,采取不同的处理方式。如果手术较简单,且出血性疾病较轻,那么在牙周手术治疗中就不需要额外处理或只需要采取简单的保护措施。针对出血性疾病较重的患者，治疗前需要将凝血功能基本恢复至正常，并在牙周治疗时注意止血，以降低牙周治疗的风险。

如果您有出血性疾病或长期服用抗凝药，患有牙周疾病时，牙龈会充血和发炎，很容易出血。因此，您更需要注意牙周健康，不要因为惧怕刷牙出血而忽视口腔卫生维护，应及时到牙周科就诊。就诊时，医生可能会对您进行牙周检查。如果需要牙周治疗，医生可能会使用超声仪器以降低对牙周组织的损伤。在龈下刮治前，医生可能会建议您先使用氯己定溶液漱口，然后再进行治疗，以减少炎症。如果您需要接受多颗牙齿的牙周手术和局部麻醉，医生可能会要求您先到血液科就诊，您也可能会接受一些血液专科治疗。在内科医生允许的前提下，才可以停用抗凝药物。一些特殊的口腔用材料（牙周敷料和定制的乙烯基支架材料）可以帮助止血并保护手术周围区域。治疗后配合特殊（含抗纤维蛋白）漱口水，通常可以有效控制出血。

8. 乙肝、结核病、艾滋病等传染性疾病患者能进行牙周治疗吗？

据调查，我国 13 亿人口中，乙肝病毒携带者约有 1.2 亿，慢性乙肝患者约有 300 万，乙肝患病率高达 10%。同时，其他传染性疾病，如结核病、艾滋病、梅毒等，也在世界范围内传播肆虐着。这些疾病不仅影响我们全身系统的健康，严重时还可以危及生命，同时它们的致病菌还具有较强的传染性，可通过血液、唾液或皮肤黏膜伤口传播。因此，在进行牙周治疗时要做好正确的防护工作。

就诊前：如果您患有传染性疾病，请到综合医院感染病科或传染病医院就诊，了解自身病情，必要时需要接受治疗。

就诊时：请您如实告知牙周科医生自身传染性疾病的程度和诊疗情况，医生可能根据您的病情选择合适的治疗方案和时机。有时医生还会请感染病科或传染病医院的医生会诊，采取多学科联合治疗，这不仅对您的健康有益，还可以防止交叉感染，既保护他人也保护自己。

在牙周治疗前，医生可能让您使用氯己定溶液含漱。治疗时，医生可能会采用手工器械。若使用超声器械和高速手机操作，则要注意这些设备造成的气雾污染，做好防护措施，并且口腔治疗前后器械和房间消毒的要求更严格，以避免交叉感染。另外，您的治疗会以牙周基础治疗为主，如果必须采用创伤性的牙周手术治疗，医生可能在术前检测您的免疫系统和血液系统的相关指标。如果您的健康状况不佳，医生可能会要求您术前服用抗生素等药物，甚至推迟或避免手术治疗。

9. 肾病患者能进行牙周治疗吗？

牙周疾病在慢性肾病患者中发病率较高，可能会加重慢性肾病。肾病患者的牙周状况普遍较差，因此如果您患有肾病，我们建议您定期到牙周科就诊，接受牙周非手术治疗，改善口腔健康，预防牙周疾病对全身性疾病带来的不利影响。日常生活中，应注意口腔卫生的自我维护，正确使用牙刷、牙线。如果同时患有牙周病，医生可能会建议您接受牙周治疗，并定期复诊。

肾病患者若需要全身配合使用抗生素时，应咨询内科医生，避免使用对肾脏有毒副作用或加重肾脏负担的药物。

10. 使用双膦酸盐的患者能进行牙周治疗吗？

双膦酸盐是用于各类骨疾患及钙代谢性疾病的一类新药物，可治疗骨质疏松症、变形性骨炎、恶性肿瘤骨转移引起的高钙血症和骨痛症等。

2003年发现第一例与使用双膦酸盐有关的颌骨坏死的病例，后将该疾病命名为双膦酸盐相关性颌骨坏死。国家食品药品监督管理总局也于2011年4月15日发布警示，双膦酸盐药物可能导致颌骨坏死等严重不良反应。

双膦酸盐相关性颌骨坏死的风险程度不仅与用药类型、用药方式、时间长短和剂量有关，还与多种因素有关，其中局部因素包括手术治疗（如种植手术、根尖手术、牙周手术和拔牙等）、患病部位（发生率：下颌＞上颌）、口腔疾病（如根尖周感染、牙周炎等）和义齿修复造成的黏膜损伤等；全身因素包括合并使用糖皮质激素、贫血、糖尿病和吸烟等。

如果您正在或曾经使用过双膦酸盐，且有可能接受牙周治疗，医生有以下建议：

药物治疗前：如果您准备开始接受双膦酸盐类药物治疗，应充分了解双膦酸盐相关性颌骨坏死的风险和早期症状，并到口腔科就诊，接受口腔卫生教育。如病情允许，医生可能会建议您接受全面的口腔检查，拍摄 X 线片，接受预防性的口腔治疗，去除感染源及潜在的创伤因素，清除口内不良修复体。如果您曾经接受过种植修复治疗，医生可能会拔除愈合不佳或存在种植体周围疾病的种植体。如果您接受了拔牙、牙周手术等有创治疗，建议在伤口愈合，即口腔治疗操作 4~6 周后再开始双膦酸盐类药物的治疗。

药物治疗期间：如果您正在使用双膦酸盐药物治疗，应定期到牙周科就诊，接受口腔卫生指导，保持口腔清洁，医生会尽量避免采用有创的口腔治疗操作。

药物治疗后：如果您曾经使用过双膦酸盐类药物，请如实告知医生您使用该药的原因、使用方式（口服或者静脉注射等）、使用频率、治疗时间等。医生可能会根据发生不良反应的风险选择不同的方案。

11. 肿瘤患者能进行牙周治疗吗?

大量研究显示，口腔感染和牙周致病微生物与口腔肿瘤、消化道肿瘤有一定相关性。如果您是肿瘤患者，同时还患有牙周病，应在情况允许时尽早接受牙周治疗。

肿瘤的部位、治疗方式等不同，对应的牙周治疗注意事项也有差异。医生建议您：

肿瘤治疗前：手术、放疗、化疗前应到口腔科进行口腔检查，必要时接受口腔治疗，如拔除无法保留的患牙、修复龋齿、牙周治疗等。

放射治疗：如果您因为肿瘤需要接受放射治疗，牙周手术需至少在放疗治疗前 14 天完成。如放疗剂量高于 60Gy，医生可能会推迟牙周手术等有创伤性的治疗。在放疗术后 5 年内，医生可能会避免对您进行牙周手术等有创治疗。

化学药物治疗：如果您因为肿瘤需要接受化疗，一般建议牙周治疗的时间为上一次化疗后的 2~3 周或下一次化疗前，以防白细胞数量暂时性降低，免疫力下降等因素造成创口愈合不佳或发生感染；如果白细胞显著异常时，在进行刷牙等口腔维护时，应注意避免损伤牙龈等口腔软组织。当血小板 <50 000/mm^3 时，医生可能会要求您暂缓拔牙、牙周基础治疗及手术治疗。

在治疗前、治疗中和治疗后的任何时候，您都可以咨询肿瘤科医生和牙周科医生，以获得安全有效的牙周治疗。如果能主动治疗肿瘤及牙周疾病，认真进行刷牙等口腔卫生维护，耐心配合医生的治疗，细心保存诊断和治疗相关资料，会为这两种疾病的治疗带来事半功倍的效果。

（闫福华　崔迪）

第九章

牙周健康与牙齿修复的关系

1. 成年人缺牙的主要原因是什么？

成年人缺牙的原因有很多，包括龋病、牙周病、根尖周病、外伤、发育障碍、遗传性及全身性疾病等。目前主要的原因是龋病和牙周病。

（1）龋病：龋病是人类的常见病和多发病之一，是以细菌为主的多因素作用下引起的牙体硬组织发生的慢性进行性破坏。龋坏严重者可致牙冠大部分或全部缺损，常伴有牙龈、根尖组织感染，最终因无法治疗而被拔除。

（2）牙周病：牙周病是发生在牙周组织支持组织（牙龈、牙周膜、牙槽骨、牙骨质）的口腔常见疾病，也是引起成年人牙齿丧失的主要原因之一。牙菌斑的细菌及其产物是引发牙周病必不可少的始动因子。若牙周组织长期慢性感染未得到控制，导致牙周组织逐渐破坏、龈沟加深、深牙周袋形成、牙槽骨吸收，最终牙齿将松动、脱落或因无法保留而被拔除（图9-1，图9-2）。牙周病的发生、发展还受其他局部刺激因素的影响和全身因素的调控。局部刺激因素包括成年人口腔卫生不良、牙石的形成、牙解剖因素引起的牙菌斑滞留、殆创伤、食物嵌塞、不良修复体等医源性因素（图9-3）。同时，吸烟、性激素、精神压力、系统性疾病及遗传因素等全身因素均与牙周病相关。

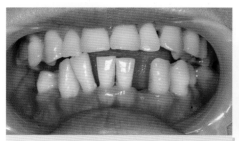

图9-1　牙周病的临床表现（口内像）

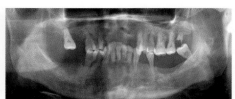

图9-2　牙周病的临床表现（全景片）

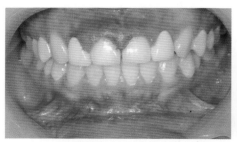

A. 临床表现为牙龈反复红肿、出血（口内像）

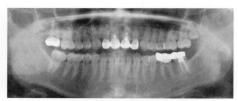

B. 前牙12—22牙槽骨轻度水平型吸收（全景片）

图9-3　前牙12—22不良修复体导致的牙周炎

（3）外伤：因交通事故、意外撞击可致牙齿折断或脱离。外伤严重者还可伴有颌骨、牙槽骨和软组织的缺损。

（4）颌骨疾病：颌骨骨髓炎、肿瘤等疾病可侵及牙齿、牙槽骨、颌骨致牙齿松动、脱落。

（5）先天性缺牙：由于遗传性因素或先天因素可造成牙齿缺失。发育障碍、遗传及全身疾患可引起龋病、牙周病等口腔疾病，严重时可造成牙齿缺失。

2. 牙齿缺失后需要修复吗?

牙列的完整性是维持牙列自身健康的首要前提,成年人牙齿缺失后应及时修复,否则会危害口腔及全身健康,具体原因如下:

(1)咀嚼功能减退或丧失:该影响程度与缺牙数量、时间和部位有关。后牙缺失影响磨碎食物的功能;前牙缺失影响切割食物的功能;牙列缺失可致咀嚼功能丧失。

(2)咬合关系紊乱:成年人牙齿缺失后,若不及时修复,会造成邻牙向缺牙区倾斜,缺牙间隙变小,对颌牙伸长引起𬌗干扰和咬合创伤,从而导致咬合关系紊乱(图9-4)。

(3)引起龋病、牙周病:牙齿缺失可引起邻牙间的正常接触点丧失,食物嵌塞而导致龋病、牙龈炎或牙周炎(图9-5)。

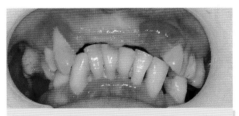

图9-4　长期牙齿缺失,导致咬合关系紊乱(口内像)

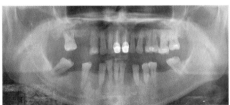

图9-5　长期牙齿缺失,导致龋病、牙周炎(全景片)

(4)颞下颌关节的病变:长期、多数后牙缺失且久未修复,因咬合关系紊乱引起的咀嚼肌张力不平衡或垂直距离降低所致。

(5)影响面部美观:面容的改变与缺牙数目和部位有关,可表现为唇颊部内陷、面下1/3距离变短、鼻唇沟加深、面部皱纹增加呈衰老状,还可引起面部不对称。

(6)影响发音、吞咽功能:前牙缺失对发音功能影响很大,全口牙缺失后口腔难以做到有力的闭合而影响吞咽功能。

（7）引起全身性疾病：因缺牙引起的咀嚼功能降低和丧失可致营养不良、消化系统疾病。缺牙对外貌的改变对患者的心理也会造成影响。

综上所述，牙齿缺失后需要且应及时修复，及时修复缺失牙对维护口腔及全身健康具有重要作用。

3. 牙齿缺失患者修复前需要进行哪些牙周准备？

（1）牙周检查与诊断：进行系统、全面的牙周检查，综合分析病情，作出准确的诊断。

（2）治疗方案的制订：依据检查与诊断制订相应的治疗方案。

（3）牙周治疗：根据治疗方案进行规范的牙周治疗，包括牙周基础治疗与牙周手术治疗。

1）牙周基础治疗：牙周基础治疗的目的是去除病因、控制牙周炎症，使牙周组织达到稳定、健康的状态。这部分治疗是牙周病患者不可缺少的治疗步骤。

牙周基础治疗主要包括：①口腔卫生宣教：医生向患者普及牙周病的相关知识并教授其建立良好的口腔卫生习惯；②临床治疗措施：拔除无价值以及影响后期修复设计的患牙（图9-6），实施龈上洁治术、龈下刮治术和根面平整术（约2~4次，时间2~4周左右）以彻底去除牙菌斑、牙石，同时对有牙菌斑滞留风险的因素进行处理，包括充填龋洞、改正充填体悬突等，并对有咬合创伤的患牙进行咬合调整。

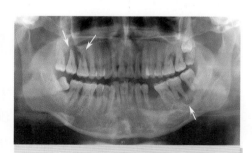

图9-6 影响后期修复需拔除的患牙
（箭头示）

在牙周基础治疗完成后1~3个月时进行复查，若此时牙周炎症仍未控制，则需寻找原因并再次进行牙周基础治疗；若局部炎症或牙周状况影响后期修复，则需酌情实施牙周手术。

2）牙周手术治疗：牙周手术治疗的目的是在牙周炎症得到控制的情况下，根据牙周情况以及后期修复方案采用牙周手术的方式恢复或修整牙龈和骨的生理外形，促进牙周组织再生，为后期修复创造条件。

若患牙缺损部位位于牙龈下（图9-7），可行牙龈成形术或牙冠延长术以暴露缺损部位，利于后期修复；若后期修复设计中选择的基牙的炎症状态符合手术指征，可行翻瓣术、组织再生性手术等；若修复方案对牙槽骨条件要求较高，可行组织再生性手术改善骨组织条件；若存在干扰修复设计的骨尖、骨突、系带附着过高等情况时，可行切除性骨手术、系带修整术等进行改善。

临床上常见多种情况同时存在的现象，手术方法也常多种术式同期进行，并且仍需配合必要的基础治疗以更好控制炎症，促进牙周组织的愈合（具体手术详见第六章）。

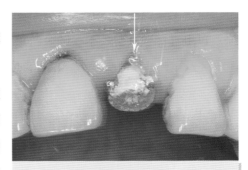

图9-7 牙体缺损部分位于牙龈下方，影响后期修复（箭头示）

4. 牙周病患者牙齿缺失后的修复时机是什么时候？如何度过缺牙期？

修复治疗的前提是牙周情况保持健康稳定，并且要依据缺牙的具体情况和修复方案来确定修复时机。这是因为牙周组织需要一定的愈合时间，这样牙龈边缘的位置和牙的位置才能达到一个稳定状态，并且健康的牙周组织操作时也不宜出血，也更有利于修复后承担新的咬合力。

（1）牙体缺损患者需在牙周基础治疗后4~6周进行修复，若伴行牙冠延长术，则需在术后4~6周进行修复。

（2）牙列缺损患者需在拔牙3个月后并且在牙周基础治疗完成后4~6

周进行修复（可在拔牙后 1 周左右开始进行牙周治疗）。若缺牙区需行牙周翻瓣术，则需在翻瓣术后 3~6 个月，待手术区牙周状况恢复良好后行修复治疗；若在缺损区行组织再生术，则需等术后 6 个月以上，结合临床检查判断修复时机。

（3）牙列缺失患者需在拔牙后 3 个月进行修复，若行翻瓣术进行骨修整等，则需待术后 3~6 个月再行修复；若在局部区域行组织再生手术，则需待术后 6 个月以上，结合临床检查判断修复时机。

（4）牙体缺损患者可制作临时牙冠度过缺牙期，若同时行牙冠延长术，则建议术后同期制作临时牙冠并配戴，以利于牙龈成形；牙列缺损患者可根据口腔情况及修复方案，最早在拔牙后 1 周制作过渡性义齿（图9-8）；牙列缺失患者需根据口腔情况及修复方案，最早在拔牙后 2 周制作过渡性义齿，但在任何缺牙情况下，若同时行组织再生术，需根据具体情况遵医嘱行过渡性修复。

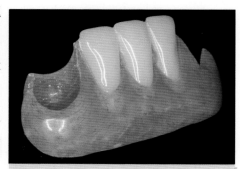

图 9-8　过渡性义齿

5. 牙周病患者修复的特点和难点有哪些？

牙周病是成人牙缺失的主要原因。牙缺失后，食物嚼不动、吃饭塞牙、口腔异味、说话漏风、面容苍老，严重影响患者的生活及心理，患者迫切寻求解决办法。为满足患者的功能需要和美观需求，可行修复改善患牙松动、移位、咀嚼无力等症状，对牙周病的治愈有促进作用，提高生活质量。

面对牙周病患者，首先应根据病情进行系统、完善的牙周序列治疗，去除致病因素，控制牙周炎症，终止牙周支持组织破坏，促进牙周组织修复，再选择合适的修复方案和保证长期的维护，才能确保修复治疗的成功及良好的预后。

牙周病患者牙缺失后选择何种修复方法，应根据牙列中缺牙区软、硬组织量、余留牙状况及患者修复诉求、全身情况、经济能力等综合分析，设计个性化、可预期的修复方案。修复方法的选择和修复体的设计应当有利于牙周健康的维护。

6. 牙周病患者缺牙后可以选择哪些修复方式？

（1）活动修复：活动假牙制作及维修简单，取戴方便，费用较低，适应证广。但活动假牙因有金属钩子（卡环）及塑料或金属板（基托），异物感强。不恰当的活动义齿修复使用中常出现假牙翘动、黏膜压痛、咀嚼无力、基牙松动等现象。

（2）固定修复

1）牙周夹板：牙周夹板是将多颗牙周病患牙和健康牙连成一颗"多根巨牙"，咀嚼力通过夹板分散到更多的基牙上，从而减轻个别基牙的负担，促进牙周组织的健康。永久式牙周夹板适应证广泛，既可有效固定松动牙，又可恢复咀嚼功能和提供较为舒适的修复体；缺点是体积较大，有异物感和压痛，影响发音。永久式牙周夹板对牙齿的清洁比较困难，因此难以控制牙周病的发展。复合树脂高强纤维牙周夹板适用于前牙区个别牙缺失修复及松牙固定。

2）联冠、固定桥联冠、固定桥修复：具有美观、舒适、可最大限度地恢复患者的咀嚼力等优点，不仅可修复缺牙，还可将松动牙连在一起而起到牙周夹板的作用。但对于牙槽骨吸收超过50%的牙，临床上常不建议用此方法。

3）种植：目前，种植修复成为牙缺失的首选治疗方法。种植义齿像自己"长"出来的第三副牙，是最接近天然牙的修复方法。种植治疗前接受完善的牙周治疗，种植治疗后有良好的牙周维护，牙周病患者种植义齿修复的预后仍可预期（图9-9，图9-10）。随着牙周保存技术和种植技术的改进，更多的重度牙周炎患者得到有效的牙周治疗和重度牙周病无望牙拔除后的种植修复，实现了牙周与种植的和谐统一。

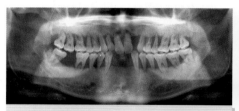

图9-9 重度牙周炎，全口牙无法保留

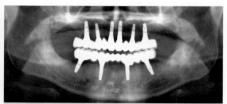

图9-10 重度牙周病拔牙后全口种植修复

（3）固定－活动联合修复

1）套筒冠：套筒冠义齿是固定－可摘式修复的典型代表。对于牙槽骨吸收≤根长的2/3，牙槽骨吸收至根尖1/2的基牙以及伴有牙周组织破坏的患牙，均可使用。具有可摘局部义齿和固定义齿的优点，又具有牙周夹板的作用，是修复重度牙周病伴多牙缺失较理想的修复体。

2）精密附着体：精密附着体在牙周病修复治疗中的效果显著优于传统活动义齿，其适应范围广，能够满足患者的美学要求，达到牙周病修复治疗的目的（图9-11，图9-12）。

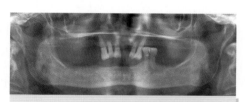

图9-11 牙周炎致上、下颌牙列缺损

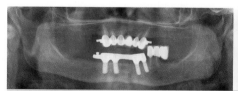
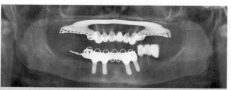

图9-12 上颌联冠及精密附着体修复，下颌杆卡式种植覆盖义齿修复

7. 不合适的修复方式会给牙周组织带来哪些伤害?

修复体与牙周健康有密切关系，不合适的修复体往往从以下几个方面影响牙周健康：

（1）设计不良

1）固定修复体冠边缘位置在牙龈缘以下过深，侵犯生物学宽度，就可能出现牙龈红肿易出血、牙槽骨吸收和牙龈退缩等牙周损害（图9-13）。

2）牙冠凸度容易过大，过突的外形高点与龈缘之间形成三角形地带，是牙菌斑最易堆积之处，极易造成牙龈炎症。

3）冠的龈缘有悬突、与牙面之间有空隙或者粘接剂在边缘处的外露，均可能引发牙龈炎症和牙槽骨吸收（图9-14）。

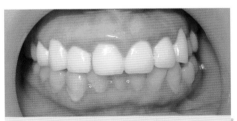

图9-13　上颌固定修复体边缘侵犯生物学宽度

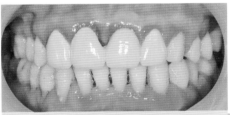

图9-14　上颌固定修复体与牙面之间粘接剂残留

4）整体设计不符合生物力学、材料力学的要求：如仅用少数几个牙甚至是本身条件不足的牙齿支持长跨距桥体，对余留牙及周边的软组织造成严重损害（图9-15）。

（2）修复材料选择不当：非贵金属价格低廉，但其烤瓷冠在发生腐蚀后，对人体会产生不良刺激和牙龈缘黑线，临床上不宜用于前牙修复。陶瓷、纯钛和金合金应作为首选材料。不良修复体往往是用细钢丝捆在或者直接粘接在缺牙两侧的天然牙上，然后用劣质材料将缺牙区填满，不能自行取戴，这种材料本身对口腔健康有害。此外，充填体与邻牙之间存在间隙，边缘粗糙容易滞留食物残渣，有利于细菌繁殖，患者又无法自我清洁，易出现牙龈出血、肿胀，黏膜溃烂，口腔异味，甚至不能咬物，引起口腔黏膜组织的癌变（图9-16）。

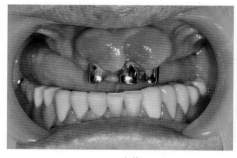 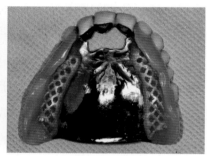

A. 口内像 B. 义齿

图9-15　上颌仅用三颗基牙进行上半口固定修复

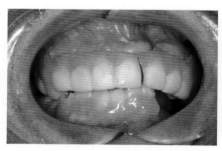 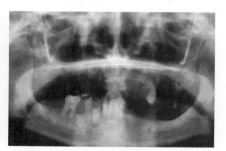

A. 口内像 B. 全景片

图9-16　全口采用自凝塑料修复，不可自行摘戴

（3）牙体预备不合理：预备过程中不够耐心细致，未选用合适的器械，亦可损伤牙周组织。不根据天然牙合理设计预备后的牙体三维外形，亦会带来一系列损害。

8. 修复后常见的牙周问题有哪些？该如何应对？

义齿修复后可能会出现一些问题，表现在牙体、牙周、黏膜和咬合各个方面，这里我们着重讨论牙周方面。

（1）如果固定修复体边缘不密合、龈下边缘位置过深、牙体外形凸度不良，以及可摘义齿桥体组织面不佳或者连接体过大等不良修复体会对牙周组织造成损害，具体临床表现在前文中已详述，在此不再赘述。对于不良修复体，一般需要先拆除再评估，完善牙周基础治疗，进行口腔卫生宣教，根据具体情况分析是否需要进行牙周手术治疗改善牙周条件以进一步重新完成修复。

（2）前牙美学修复中要想个性化恢复微笑美学是有很多困难的，包括白色美学（牙体形态）和红色美学（牙龈形态、膜龈关系）。红色美学的恢复受到多种因素影响，我们难以尽善尽美。以"黑三角"为例，龈乳头退缩使牙齿之间出现缝隙，临床最常见的改善方式是改变修复体形态，但最后可能变成长方形的牙齿，虽解决了"黑三角"，但牙齿形态极不协调，并且患者难以清洁，反而加重了牙周炎症。目前较为认可的是尝试结缔组织移植、龈乳头诱导等，但需要医生与患者良好的沟通以及共同耐心的等待（图 9-17）。

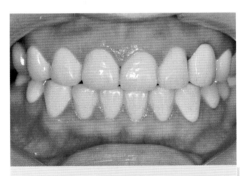

图 9-17 上颌固定修复体龈缘位置和形态不协调

固定修复体边缘破坏生物学宽度导致牙龈充血水肿或牙龈退缩，修复体边缘暴露

（3）患者的牙龈生物型不同，在修复后出现的表现也不尽相同。厚龈型者易出现牙龈水肿增生，而薄龈型者则易发生牙龈退缩。对薄龈型者来说，若冠采用金属边缘，在龈缘易透出金属色而影响美观。患者的附着龈宽度也是影响修复体周边健康的一个重要因素，小于 2mm 时即需要临床医生加以重视。

（4）如果牙周治疗未稳定即行修复，或修复体没能得到精心的牙周维护，同样会带来相应的牙周组织破坏，如牙龈充血水肿，易出血，或者牙龈退缩、牙槽骨吸收、牙齿松动等。

因此，除了要求修复科医生有良好的牙周病学知识，并与牙周科医生紧密合作外，更多的还需要患者的理解和耐心，从而更好地制订和实施个性化修复方案，才能保证修复体与牙周组织和谐共生。

9. 修复后如何有效维护牙周健康？

为了保持牙周健康，修复后需要加强牙周维护。通常来说，与自身天然牙相比，大多数修复体不利于牙菌斑的控制，这些滞留牙菌斑如不能被及时清除，最终会引起牙周组织的炎症。部分患者因为要进行修复治疗，在修复治疗前被转诊到牙周科进行牙周洁治、刮治等治疗，而当修复治疗结束后，部分患者容易忽视牙周维护，从而导致牙周病的复发。

牙齿修复后为了有效维护牙周健康，平时需要注意以下几个方面。首先，要养成良好的口腔卫生习惯，饭后漱口，每天刷牙 2 次，每天使用牙线 1 次，学会正确使用牙刷、牙线、牙间隙刷等口腔护理工具。此外，配戴活动假牙者，每天应用软毛刷蘸温水清洁假牙；配戴固定修复体的患者，应每天使用牙刷、牙线等对牙冠或冠桥进行清洁，并使用牙线清洁桥体底部（图 9-18）；对于种植修复患者，可选用种植体周专用牙线和电动牙刷清洁邻面。其次，要定期进行口腔检查，发现问题及时处理，并定期进行牙周洁治，一般每半年至一年做一次牙周洁治。此外，根据具体情况必要时还需进行牙周刮治或相应的牙周手术治疗。

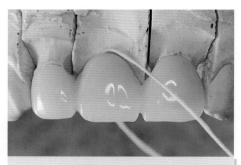

图 9-18　使用牙线清洁固定桥桥体底部

10. 关于牙周健康与牙齿修复，有哪些错误的认识或观点？

（1）牙缝变大后食物嵌塞，影响美观，要求医生把牙缝堵起来。

中重度牙周炎患者，由于牙龈退缩以及牙齿移位等原因，常会引起牙缝变大（图 9-19），不但影响美观，还会导致食物嵌塞。为此，常有患者要求医生把牙缝堵起来，这种想法是不正确的。把牙缝堵住，表面上看好像解决了问题，但实际上却成为牙菌斑滞留的促进因素，不利于牙菌斑的控制。长此以往，将会加快牙周疾病的进展。对于牙周病导致的牙缝变大，首先应进行规范

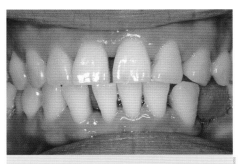

图 9-19 牙龈退缩和牙齿移位
导致的牙缝变大

的牙周基础治疗，根据具体情况，必要时可采取手术治疗或正畸、修复联合治疗。平时可通过加强口腔卫生，配合使用牙线、牙签、牙间隙刷等进行牙菌斑控制，保持牙周健康。

（2）拔牙后直接修复即可，无需进行牙周治疗。

牙周病患者拔牙后一般需要先进行牙周治疗，待牙周情况稳定后再行修复治疗。若拔牙后直接进行修复可能会出现以下问题：由于牙龈发炎、红肿，进行牙体预备时容易损伤牙龈；牙龈肿胀，影响印模的准确性；修复后牙周病加重，进行牙周治疗后出现牙龈退缩，导致修复体边缘暴露等。因此，修复前有效控制牙周炎症是修复治疗的前提，也是修复体长期稳定的必要条件。

（3）拔牙会导致其他牙齿松动、脱落。

对于重度牙周炎患者，无保留价值的患牙应当在适当的时机予以拔除。由于对牙周病认识上的不足，部分患者认为拔牙后会引起其他牙齿松动，并倾向于等牙齿自然脱落后再进一步修复。其实这是一种错误的观点。对于无保留价值的患牙，如不及时拔除将会加重牙槽骨的吸收和破坏，导致局部的牙龈、骨量不足，增加修复困难，影响修复效果。因此，对于不能保留的患牙应当及时予以拔除，以求保存更多的牙龈和骨组织，为后续的修复或种植等创造条件。

（徐艳 李璐）

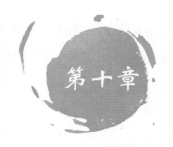

牙周健康与正畸治疗的关系

第十章

1. 牙周健康者正畸治疗有哪些注意事项？

近年来，随着人们对健康和美观意识的逐渐增强，许多人想通过牙齿矫正获得一口整齐漂亮的牙齿。但是，并不是所有的人都可以正畸，因为健康的牙周组织不仅是口腔健康的基础，更是口腔正畸成败的关键。一味追求正畸治疗而忽视牙周疾病，很容易造成牙周组织的不可逆性损伤，所以患者在正畸开始前一定要经过系统而详细的牙周检查。那么牙周健康者正畸治疗有哪些注意事项？

（1）正畸前患者需要检查口腔情况：正畸治疗前对患者的口腔卫生指导很重要，应尽量减少牙齿的软垢、牙石的形成。因为正畸装置更不利于牙菌斑的清除，一旦口腔护理不到位，很容易造成牙龈炎症等的发生。对于正常牙周组织来讲，健康的牙龈呈粉红色，质韧，菲薄而紧贴牙面，有点彩。牙槽骨，即牙齿生长的"土壤"，是上、下颌骨包绕和支持牙根的部分。正常的牙周组织在组织学上表现为牙周膜清晰，根尖周组织正常。其中，牙龈状况是最直观可见的，所以正畸前要首先检查牙龈状况，牙龈有无炎症，边缘是否清晰，有无红肿、增生、萎缩、窦道、牙周溢脓等现象。此外，正畸前还需要检查口腔黏膜有无牙龈起疱、发红的剥脱性病损等。如果有，应进行及时的口腔黏膜治疗。

（2）正畸过程中注意保护牙周组织健康：在正畸治疗过程中，由于正畸矫治装置如托槽、橡皮圈及带环的存在，使口腔卫生维护的难度增加，所以在正畸治疗中应重视牙菌斑控制。

首先，应建立良好的刷牙习惯，餐后刷牙及左、右手交替刷牙。有研究显示正畸牙齿最难清洁的部位主要集中在托槽之间的牙面和牙龈缘。右利手患者在刷牙过程中，左侧牙齿刷得比右侧的牙齿干净，正畸后口腔左、右侧卫生保持有差异。如果用左、右手交替刷牙，更有利于清除牙菌斑残留死角，维护口腔健康。

其次，选择正确的刷牙器械。不同的刷牙器械对口腔卫生的保持及牙菌斑清除的作用不一样。正畸患者口腔内有托槽、带环等，表面均有凹凸结构，导致清洁困难、牙菌斑堆积，而正畸专用牙刷能较为有效地解决这一难题。同时有研究发现，牙间隙刷、冲牙器等辅助刷牙能更有效去除固定矫治患者的牙菌斑。

再次，对于青少年固定正畸患者，由于心理年龄成熟程度不一，部分患者对刷牙的耐心以及技巧的掌握程度往往不如成年固定正畸患者。部分青少年由于处于青春期，有叛逆心理，配戴矫治器后抗拒继续治疗，并且不注重口腔卫生维护。因此，正畸治疗后医生会关注患者的心理状况，进行适当的心理干预指导。

总之，在临床牙齿矫正过程中，患者应当定期去牙周专科复诊。一般3~6个月复诊一次，进行专业的口腔检查，一旦出现牙龈发炎、牙齿松动，应及时进行牙周基础治疗及维护治疗进行干预，包括龈上洁治及龈下刮治。其次，要好好刷牙，养成良好的口腔卫生习惯。除了保证早晚有效刷牙外，每次进食后都应仔细刷牙 2~3 分钟，彻底清除食物残渣及牙菌斑。此外，可配合使用漱口水，并正确使用牙线和牙间隙刷清理牙齿邻接位置，保证口腔环境自我维护的质量。

2. 牙周病患者正畸治疗有哪些注意事项?

（1）牙周病治疗和正畸治疗可以同时进行吗?

对于牙周病患者的正畸治疗，前提是牙周炎症得到了有效控制，牙周组织健康。近年来牙周病患者考虑选择正畸治疗，一方面出于美观考虑，另一方面治疗作用可以改善美观及咬合关系，消除殆创伤，从而有利于口腔卫生维护，提高牙周病患牙牙周稳定性。但是，由于牙周病作为牙菌斑微生物和其毒性代谢产物刺激牙周组织引起的感染性疾病，在去除刺激后牙菌斑还会不间断地在正畸牙齿的牙面重新形成。有的研究发现一般情况下正畸过程中出现的牙龈炎症是可逆的，但是若有牙周致病菌的介入则可能引起牙周附着丧失和垂直性骨吸收，而这种破坏是不可逆的。因此，对于牙周炎患者来说，在正畸治疗前，应找专业医生进行牙周治疗，牙周治疗包括牙周基础治疗和手术治疗。并且，必须认识到正畸治疗是一个长期、复杂的过程，而牙周治疗是牙周病患者正畸治疗计划中的重要组成部分。

基础治疗包括口腔卫生指导、龈上洁治和深部的龈下刮治等。对于牙菌斑控制较好的轻中度牙周炎患者，可在基础治疗后 2 个月即开始正畸治疗。对于牙周炎症控制较差或重度牙周炎的成年人，建议在牙周治疗结束后观察 3~6 个月，以利于维护牙周状态的稳定。并且，在此期间医生会评估患者的依从性，患者也需要培养良好的口腔卫生习惯，并充分了解不依从治疗的潜在风险。

当牙周炎发展到一定程度时，单靠基础治疗已无法解决问题，需要通过牙周手术修整牙周软、硬组织形态，从而达到良好的疗效。一般情况下，应在牙周治疗之前明确正畸诊断，以确定是否需要进行牙周手术及选择何种手术方法。

因此，要对牙周病进行彻底的牙周治疗，并且正畸治疗前充分考虑各种风险，可能需要医生多学科联合会诊，对患者的牙周状况进行全面的评估，并针对有可能出现的情况进行及时的处理。若正畸过程中出现牙周病复发迹象，则需继续进行牙周系统治疗，必要时应停止正畸治疗。

（2）牙周病一旦症状缓解就可以去正畸吗？

一些患者认为，牙周病只要缓解了，正畸治疗就可以开始。实际上，牙周病患者在正畸治疗前，要对正畸治疗所能达到的效果和预期有切合实际的认识。在正畸治疗中，如果不注意进行积极而连续的牙周定期维护治疗，维持口腔卫生，会导致炎症加重，牙齿可能会更加松动，甚至有脱落的风险。

在正畸治疗过程中，带环及托槽装置的干扰为牙周局部炎症提供了一个有利的局部微环境，不仅会影响牙龈软组织，而且严重者还会破坏下方的牙槽骨。带环和托槽粘接使用的粘接剂，特别是粘接剂的残留单体，较容易产生牙菌斑聚集，对牙龈软组织的毒性刺激同样不容忽视。而牙周病患者由于牙齿变形移位，牙龈萎缩，牙根暴露，牙齿之间的缝隙往往多且大，大大增加了正畸过程中牙周口腔卫生维护的难度。

另外，牙周病患者牙齿容易出现牙根暴露、牙龈萎缩的情况，正畸治疗时间往往持续1年半以上，甚至2~3年。在治疗过程中，需要坚持长期戴矫治器，定期做到牙周复诊。同样，正畸治疗结束后牙周状况也要永久性保持，舌侧固定保持是目前认为的理想的长期保持方法。

因此，牙周炎患者在正畸治疗前必须控制好牙周炎症，养成良好的口腔卫生习惯，在正畸治疗的同时每3~6个月复查牙周1次，根据牙周状态进行相应的牙周治疗，使牙周能基本处于稳定状态。而通过正畸排齐牙周病导致的前牙唇向错位、散开出现间隙的牙齿，可以使移位的牙齿回位，关闭间隙的同时也可消除牙菌斑聚集区，更好地控制牙菌斑，促进牙周组织恢复。总而言之，在总的原则控制下，根据每个患者的不同情况制订个性化方案，才能使治疗获得成功。

3. 正畸治疗过程中间隔多长时间需要进行牙周检查和治疗?

在牙齿正畸治疗过程中，患者应当定期去牙周科进行复诊和专业的口腔检查。

（1）正畸过程中出现中度牙周损害：通常需要间隔 2~4 个月进行 1 次牙周维护治疗以保证牙周的健康状态，具体时间根据患者的具体情况而定。治疗时一方面，除了机械的龈上洁治及深部的龈下刮治，也可局部使用药物治疗。另一方面，加强对患者的口腔卫生指导，要保证充足的刷牙时间，建立良好的刷牙习惯，积极引导患者餐后刷牙及左右手交替刷牙，认真清洁矫治器托槽、带环与龈缘之间的区域。其次，选择正确的刷牙器械，不同的刷牙器械对口腔卫生的保持及牙菌斑的清除作用不一样。正畸患者口腔内有托槽、带环等，表面均有凹凸结构，导致清洁困难，牙菌斑堆积，而正畸专用牙刷能较为有效地解决这一难题。同时有研究发现，牙间隙刷的辅助能更有效去除固定矫治患者的牙菌斑。因此，每次进食后都应仔细刷牙，认真清洁矫治器托槽、带环与龈缘之间的区域，保持良好的口腔卫生，维持良好的口腔环境。

（2）正畸过程中出现重度牙周损害：通常需注意缩短牙周维护治疗的间隔时间，尽可能保证每个月进行 1 次牙周洁治，并且应使牙周维护的频率与正畸复诊加力调整的频率保持一致。对于此类患者医生除了行牙周基础治疗、维护治疗及口腔卫生宣教外，在正畸过程中，如果已产生骨下袋，会暂时中止正畸治疗，先行牙周基础治疗，再视情况确定是否需手术治疗。手术治疗包括牙周基础性手术（牙槽骨修整、牙周袋切除等）、牙周再生性手术（植骨术、引导性组织再生术）等。

（3）正畸过程中出现牙龈增生：如增生严重，可暂时撤除钢丝，停止加力，定期观察，牙周专科复诊，若需要则行牙周系统治疗及抗感染治疗。必要时可做牙龈切除术，切除堆积于唇舌侧过多的牙龈组织及龈乳头，重塑牙龈外形，术后 1~4 周再继续正畸治疗。

在正畸加力结束后应加强口腔卫生，定期作牙周支持治疗。一般在加力停止后 2~3 个月复查牙周情况。经过系统的牙周治疗后，患者应明确维护牙周健康的重要性，并能在正畸治疗期间认真执行菌斑控制，定期复查牙周状况。如此，方可达到良好的矫治效果。

4. 戴矫治器可以洁牙吗？

可以。带托槽可以洁牙，而且也需要洁牙。

对于正畸患者而言，在正畸治疗过程中，口腔卫生的维护变得更加困难，如果在正畸期间不注意保持良好的口腔卫生，轻则出现牙龈红肿、探诊出血等牙龈炎的症状，重则会出现牙龈退缩、附着丧失、牙齿松动等牙周炎症状。因此，正畸患者的口腔卫生维护需要得到更高的关注，作为牙周病公认的"罪魁祸首"牙菌斑在正畸治疗中尤其重要，而洁牙机通过超声波松动牙菌斑、牙垢、细小的牙石与牙齿的黏合，打碎牙齿表面的污物，同时不断用水冲洗，去除牙齿表面的牙石，完成洁牙。控制好合适的工作频率，使用正确的洁牙技巧，不直接将工作尖触碰托槽，托槽一般不会在洁治过程中脱落。即使脱落，正畸大夫仍可将其粘回，并不会影响正畸。

随着成人正畸的发展，年龄已不再是矫正牙齿的限制，但是青少年仍然是正畸患者的主要组成。而且由于很多正畸的青少年患者年龄较小，不能深刻认识到保护口腔卫生对于自身的意义，再加上牙列拥挤、托槽的妨碍等，常在正畸治疗中不能完全按照医生的要求定时高质量地刷牙，造成大量牙菌斑堆积引起牙龈炎症。同时，有研究表明青少年与成人之间牙龈炎的发病情况有明显差异，青少年患者的牙龈炎比成人患者严重。因此，对于正畸患者，尤其是青少年正畸患者洁治是很有必要的。青少年在固定正畸治疗中定期进行的牙周维护治疗比单纯进行口腔卫生指导可以更好地控制牙龈炎的发生。如果定期进行口腔卫生指导，有的患者仍不能很好地配合，这时就需要医生给予定期的牙周系统治疗，最终达到有效预防牙周疾病的目的。

5. 正畸治疗过程中如何保持良好的口腔卫生？

（1）清除牙菌斑最重要的方法之一是正确刷牙。对于正畸患者及非正畸人群，改良 Bass 刷牙法可以有效控制牙菌斑和软垢。但是，由于正畸临床应用最广泛的固定矫治器口内装置复杂，清洁困难，除了上述方法，还需要选用特殊的正畸牙刷，如 U 形和 P 形牙刷，将刷毛插入矫治器弓丝表面及下方，进入托槽周围和牙齿与牙齿之间的缝隙里，一颗一颗刷干净（图 10-1）。

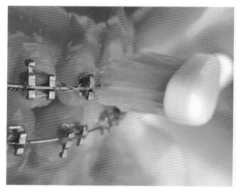
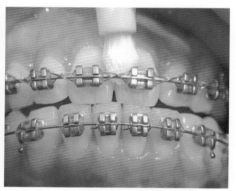

A. U 形牙刷从弓丝表面进入牙齿间隙　　　　B. P 形牙刷清洁托槽邻接的位置

图 10-1　正畸过程中正确的刷牙方法

（2）邻面清洁是对刷牙的补充，非拔牙患者可以使用牙线，如果拔牙患者治疗过程中牙齿间隙较大，则需要使用牙间隙刷。普通牙线的使用方法是：取一段约 30cm 长的牙线，缠绕到双手示指上，用拇指与示指捏住牙线，水平拉锯式轻轻使牙线进入邻间隙，呈"C"形包绕牙齿，依次进入两相邻牙齿的龈沟内，向外刮除牙菌斑及软垢。清洁每个间隙时要使用清洁的一段牙线。由于弓丝的阻挡，需要将牙线穿过弓丝再进入邻间隙，操作难度较大，经过反复多次练习可以掌握。使用普通牙线时可以借助引线（图 10-2），也可以使用正畸专用牙线。

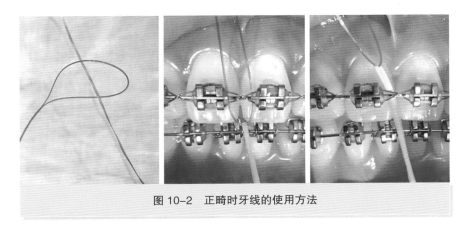

图 10-2　正畸时牙线的使用方法

（3）牙周病导致牙槽骨吸收和牙龈萎缩造成牙间隙变大时，可以使用牙间隙刷进行邻面清洁。牙间隙刷按刷头大小可分为 SSS、SS、S、M、L、LL 多个型号，按刷柄形状可分为 I 型和 L 型，可根据自身牙缝情况选择。正畸患者牙间隙刷的使用方法：将刷头从弓丝上方绕过弓丝，使刷毛倾斜地贴近牙齿与牙龈边缘，沿着牙缝与牙龈边缘，来回轻刷缝与牙龈边缘（图 10-3A），然后将刷头绕过弓丝缝隙，置于弓丝和牙面之间，使刷毛贴在托槽与弓丝间（图 10-3B）。沿着托槽与弓丝间缝隙，来回轻刷弓丝和牙套上的小部件。清洁好之后，将牙间隙刷冲洗干净并及时晾干，并戴上自带的刷头保护壳，保护刷毛。使用时应当注意：若龈乳头无退缩，插入有困难时，不宜勉强进入，以免损伤牙龈；当刷毛插入牙缝后，不要旋转刷头，以防刷毛脱落；建议每周更换一次牙间隙刷。

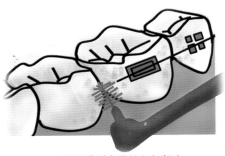
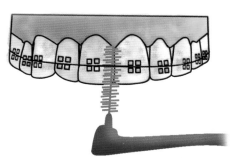

A. 牙间隙刷在弓丝上方穿过　　　　　　B. 牙间隙刷在弓丝和牙面之间穿过

图 10-3　牙间隙刷的使用方法

（4）冲牙器简称水牙线，也称家用洗牙机，它是通过水流直接清除间隙内的残余物质，比传统的牙刷、牙签、牙线等工具更能有效地去除牙齿或牙床之间细菌、牙石和食物碎屑。使用时应尽可能将冲牙器工作头靠近需要清洁的牙面、牙间隙或正畸托槽之间的缝隙。冲牙器工作时水柱的冲击可以清洁牙面、牙齿或托槽之间的间隙，从而起到按摩牙龈组织的作用，可以减少由于牙周炎症引起的牙龈发炎和牙龈出血，降低牙龈炎和牙周病的发病率（图10-4）。

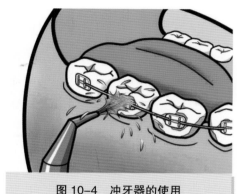

图10-4 冲牙器的使用

（5）菌斑显示剂可以检验刷牙及邻面清洁的效果，可自行使用，检查刷牙遗漏的部位。被显示剂染色的部位，需要更加注意清洁。必要时可以配合使用含漱液，对机械清洁进行补充。尤其是采用种植支抗的患者，医生会在术后建议使用含漱液。患者应遵医嘱，不要长时间过量使用，以免导致口腔内菌群紊乱、着色等问题的发生。

（6）对于固定矫治患者，定期洁治是维护牙周健康的必要措施。研究表明，每个月洁治一次效果最好。但在临床中每月洁治一次较难实现，可根据医生对患者口腔卫生状况的判断适当延长至3个月或6个月洁治一次。每次复诊时，医生除进行正畸治疗外，还会注意检查患者的口腔卫生情况，进行口腔卫生指导，对口腔卫生状况欠佳或已经出现牙周疾病的患者采取适当干预措施，必要时会转诊牙周专科医生。

6. 正畸治疗过程中为什么会出现牙龈红肿？应该怎么办？

由于正畸治疗周期长，口腔内矫治器械部件多，口腔卫生较难控制，导致大多数接受正畸治疗的患者都会出现不同程度的牙周问题。其中，以牙龈炎最为常见，临床表现主要为牙龈红肿，刷牙或者进食时牙龈出血（图 10-5）。

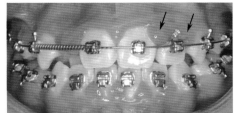

图 10-5 红肿的牙龈组织（箭头示）
（胡景超医生提供）

（1）可能的原因

1）矫治器部件多：托槽、弓丝、橡皮圈、各种曲、支抗钉等，导致口腔卫生难以维护。此外，矫治器械本身可能对牙龈有刺激，导致牙龈炎。

2）口腔微环境改变：矫治器械戴入后改变口腔微环境，口腔固有菌群发生变化，使正常菌群变为致病菌群，进而导致牙龈炎。

3）内分泌因素：矫治群体以青少年群体居多，因体内激素水平变化，使牙龈易增生，尤其是矫治过程中口腔卫生不佳，极易导致牙龈炎症。

4）不良的口腔卫生习惯：刷牙方式不正确，牙齿清洁不到位。

5）不良的饮食习惯：矫治过程中喜食高糖、黏性食物，加上未能及时清洁口腔，导致大量牙菌斑形成，刺激牙龈，导致炎症。

（2）正畸治疗前牙龈红肿的预防

1）口腔卫生指导：正畸治疗开始前医生会教给患者口腔卫生维护的方法，说明保持口腔卫生的重要性，指导患者养成良好的口腔卫生习惯，正确刷牙，使用含氟牙膏，做到彻底清洁牙齿邻面及龈下牙菌斑，改变饮食习惯，如改变吃硬物或者黏性食物的习惯等，这对于正畸治疗中口腔卫生控制是最重要的。

2）对口腔卫生较差并已出现炎症的患者，医生除了进行口腔卫生指导外，还会进行前期牙周治疗，患者需待临床症状控制后定期维护，再开始戴矫治器。

3）治疗龋齿：患者需要积极治疗龋齿，对新萌出的年轻恒牙行窝沟封闭；全口洁治清除龈上结石；对已存在的牙周疾病进行有效治疗和控制。

（3）正畸治疗过程中牙龈发炎的预防及治疗

1）养成正确的口腔卫生习惯：患者配戴矫治器后刷牙极为不便，而良好的刷牙习惯是正畸过程中维护牙体及牙周组织健康的关键步骤，日常的刷牙质量是影响正畸患者口腔健康的关键环节。维护良好的口腔卫生需要专业的指导、合适的工具以及患者的态度。因此，选择合适的牙刷对患者维护牙周健康非常有必要。目前市面上的牙刷种类繁多，简单来说可分为电动牙刷（图 10-6A）和手动牙刷（图 10-6B）两种。

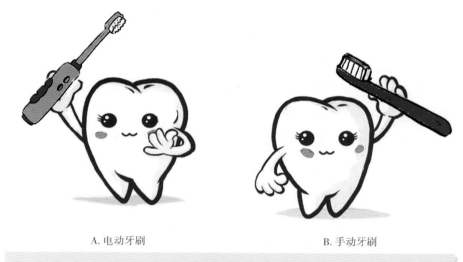

A. 电动牙刷　　　　　　　　　　　　　　B. 手动牙刷

图 10-6　牙刷

电动牙刷从发明至今已有了长足的发展，由最初依靠刷头旋转的单纯机械类，发展到利用声波能量的声波电动牙刷。研究认为，电动牙刷在清除牙菌斑、减轻牙龈出血及炎症方面比手动牙刷具有优势。对于配戴固定矫治器的患者而言，左右转动型电动牙刷可以达到更为有效地控制牙菌斑的作用。

目前市售的正畸手动牙刷的刷头种类较多，具有不同形状，根据不同的目的发挥清洁功能。对于已经戴上托槽的正畸患者而言，正畸的牙刷大致分为凸形细毛牙刷、凹型细毛牙刷两种（图 10-7）。根据美国牙科协会的规定，一般刷头的长度为 2.5~3cm，宽度为 0.8~1cm，有 2~4 排刷毛，每排 5~12 束刷毛，刷头前端应为圆钝形。凸形细毛牙刷的刷毛细而柔软，可以温柔地按摩牙体硬组织和牙龈组织，还可以配合凹形细毛牙刷，有效地深入龈沟，起到清洁和保健的作用。凹形细毛牙刷的刷毛沿刷头的长轴，在牙刷的中间区域有一个 U 形或 V 形槽，内侧刷毛短，外侧刷毛长。这种刷毛可以贴合正畸托槽的牙齿表面，较长的柔软纤维位于支架翼区域，可以有效清洁牙齿周边、托槽内部和周围，去除食物残渣。

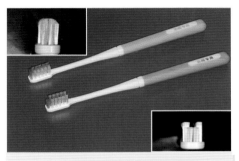

图 10-7 凸形细毛牙刷和凹型细毛牙刷
（张华医生提供）

　　研究表明，青少年患者使用正畸专用 U 形牙刷会更有效。青少年患者由于牙齿萌出不足或是青春期性牙龈增生，临床牙冠较短，因此托槽龈方距离较成人短，一般的牙刷很难与牙齿有全面而细微的接触，而正畸 U 形牙刷可凭借 U 形槽，有效清洁托槽周围的牙体组织，甚至深入龈沟。

　　2）进行良好的心理指导：青少年固定正畸患者，由于其心理年龄成熟程度不一，部分患者对刷牙的耐心以及技巧的掌握程度不如成年人。此外，部分青少年由于处于青春期，叛逆心理使其配戴矫治器后抗拒继续治疗，不注重口腔卫生维护。因此正畸治疗后医生会关注患者的心理状况，进行适当的心理干预指导。

　　3）定期牙周维护治疗：无论是牙周健康者还是经过治疗后控制了牙周炎症的患者，在正畸过程中都应定期进行牙周维护，及时清除牙菌斑、牙石等致病因素，既保证牙周组织处于健康状态，也使正畸得以顺利进行。对于患牙周炎的正畸患者，建议每 3 个月进行 1 次牙周检查及维护，包括拍摄全景片及根尖片，及时监控牙周及牙槽骨改建情况。对于严重的牙龈增生，常规方法控制牙菌斑效果不明显时，可拆除矫治器，暂停矫治，必要时可行牙龈成形术。

（刘怡 罗振华）

牙周健康与种植体的关系

1. 种植手术前需要作哪些牙周检查?

　　种植治疗前需要作全面详细的检查,其中一个重要方面就是牙周检查。首先,观察口腔卫生状况,主要是看牙齿表面是否有牙菌斑、软垢、牙石及色素等。其次,检查牙龈是否有炎症。牙龈有炎症时主要表现为牙龈红肿,还要注意有些患者可能会有牙龈退缩、溢脓等。之后,医生会进行牙周探诊检查,以确定牙周破坏的程度。此外,还要检查牙齿是否有松动、移位、根分叉病变。对于缺牙区,也就是种植手术的区域,需要检查牙龈的厚薄、角化牙龈的宽度、龈乳头的高度、系带的附丽位置以及邻近牙齿的牙周状况等。种植手术前通常会作影像学检查,如CBCT(图11-1),这会帮助医生判断患者的牙周状况。

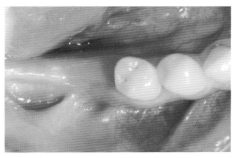

A. 缺牙区颊侧角化龈窄　　　　　B. 种植前 CBCT 分析

图 11-1　种植术前检查

2. 牙周炎患者失牙后，先种植还是先治疗牙周炎？

患有牙周炎的失牙患者，应首先进行牙周治疗，在感染和炎症得到控制之后再接受种植治疗。牙周炎患者在完善的牙周治疗后进行种植治疗能够取得成功并保持长期稳定。但是需要注意的是，与牙周健康者相比，未经控制的牙周炎患者在种植后发生种植体周围炎甚至种植体脱落的风险更高。因此，牙周炎患者在接受种植治疗前应先完成牙周系统治疗，并在种植治疗后定期进行牙周维护。

3. 有牙周病史的患者种植有什么特点？要注意什么？

在我国，牙周炎的患病率很高，是导致成人牙齿丧失的主要原因。由于公众的关注度不够，中重度牙周炎的比例也很高。因此，需要种植者往往可能患有牙周炎。牙周炎涉及全口牙齿，只是每颗牙齿严重程度存在差异。牙周炎可导致牙槽骨的大量破坏、吸收，牙齿因而松动、移位，最终脱落缺失。因此，牙周炎患者往往具有缺失牙数目多，软、硬组织量不足，局部咬合关系不良等特点，增加了种植治疗的难度。此外，牙周炎患者种植后患种植体周围组织疾病的可能性要高于牙周健康人群。

因此，有牙周病史的患者在种植前一定要对全口剩余的牙齿进行评估并治疗牙周炎。在充分控制牙周炎的基础上，再进行种植治疗。假如不控制其他剩余天然牙的牙周炎，种植体日后脱落的危险性就会增加。种植前或种植手术时，有时需要移植软组织或骨来增加软、硬组织量，为种植创造条件。对于有牙齿移位的患者，还要对局部咬合关系进行调整。就患者自身而言，一定要做到控制好口腔卫生，并在种植后对天然牙和种植体进行定期的复查维护。

4. 患有牙周炎，拔掉牙齿进行种植治疗是不是更好?

中重度牙周炎的治疗是一个系统的过程，需要多次就诊，并且需要终身维护。有人因怕麻烦而产生拔掉牙齿进行种植治疗的想法，但其实中重度牙周炎患者的种植治疗有时也会很复杂，不是一蹴而就的，种植体也需要终身维护治疗。牙周炎患者应通过积极的牙周治疗尽量保留自己的天然牙。

在牙周和种植治疗之前，牙周科医生会对患者口腔内的牙进行检查和评判，如果患牙没有保留的希望，可以选择拔掉，而对其他患牙则应该进行及时的牙周治疗。对于一些牙周破坏较重且治疗效果存疑的患牙，如果不及时拔掉会造成牙周软、硬组织进一步丧失进而影响未来种植治疗的效果。若保留该患牙会干扰相邻缺失牙的种植治疗及整体治疗设计时，可以考虑拔除后种植。除此以外，如果患牙的牙周治疗预期效果较好，不建议为进行种植治疗而提前拔掉患牙，而是应当进行牙周系统治疗并定期维护。

5. 种牙时为什么要取上腭的软组织?

为使种植牙达到长期健康稳定以及满足美观需求，种植体植入后周围需要有良好的软、硬组织支持，这就要求不但要有足够的骨量，而且要有足够的软组织量。有研究表明，一定宽度的软组织对于维护种植体的健康十分必要。此外，牙齿缺失后往往会伴有硬组织的塌陷，覆盖在硬组织之上的软组织也会随之减少，如同形成一个洼地。因此，一些患者在种牙时需要进行软组织移植以弥补软组织的不足或缺陷。上腭是获取自身软组织的主要部位，取下来的软组织主要用于增加角化龈的宽度或增加软组织的丰满度。取带有上皮的结缔组织后，局部软组织会留有伤口，2周后可基本愈合。仅取上皮下结缔组织，不会有暴露的创面。

6. 种植体也和天然牙一样会掉吗？

种植体主要用钛或钛合金来制作。钛被人们称为亲生物金属，可以与牙槽骨直接结合从而使种植体固定于牙床之内。在牙菌斑长期存在的情况下，种植体一样可以患类似天然牙牙周炎的种植体周围炎，而且其炎症进展速度较天然牙更快，其结果是种植体周围的牙槽骨吸收，最终导致种植体松动、脱落。需要注意的是，天然牙轻度松动还有保留的可能，但种植体一旦松动就必须拔除了。天然牙都有可能不跟您一辈子，种植体也一样。种植治疗千万不能成为不爱惜自己天然牙的借口，也不能成为忽视自我口腔卫生保健和定期复查的理由。种植只是一种无奈的补救，而不是一根可以终身仰仗的"稻草"。

7. 如何使种植牙在口腔里更健康？

种植前要控制全身系统性疾病，如糖尿病，确保身体处于一个可以接受种植手术的健康状态。吸烟有害于种植体的健康，建议种植者戒烟。种植前，还要控制牙周炎和其他的口腔局部炎症。因为种植体的位置、角度、修复体与日后的健康密切相关，所以要到正规的医院接受种植治疗。种植后，要坚持自我口腔卫生保健，除认真刷牙外，还要配合使用牙线或牙间隙刷。

相邻两颗种植体间可能通过桥体或联冠连接，对于这个区域的菌斑控制，可采用特殊设计的牙线（图 11-2），即牙线的一端有较硬的引线，方便牙线穿过，来清除桥体下的牙菌斑。要避免用种植牙进食坚果等硬的食物，防止种植修复体的崩瓷。种植后，还要定期到医院接受检查和维护治疗。

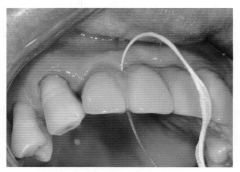

A. 特殊设计的牙线穿过种植体桥体

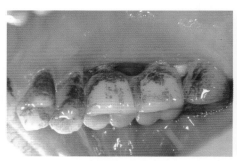 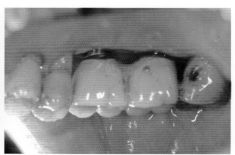

B. 种植体维护治疗前   C. 种植体维护治疗后

图 11-2　种植体菌斑控制及定期维护

8. 种牙后会出现哪些问题？原因是什么？

（1）种植牙局部刷牙出血和牙龈红肿：这是种植体周围组织疾病的早期表现，主要是由于种植体周围存在牙菌斑堆积，出现牙龈炎症所致。

（2）种植牙溢脓：用手挤压种植牙局部，会有黄白色脓液从种植体周围溢出。种植体周围感染病变时会有大量细菌和炎症细胞，局部组织感染化脓而形成脓液。溢脓提示有活动性的感染和炎症，应及时就诊，积极接受牙周治疗。

（3）种植牙松动：种植牙松动有如下三种情况。

1）种植体连接的牙冠出现松动：可能的原因是固位螺丝松动或粘接剂失效，处理的方法是旋紧螺丝或重新粘接（图11-3）。

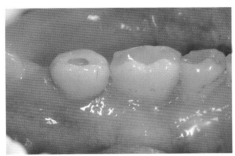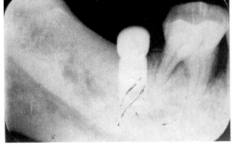

A. 种植体冠松动　　　　　　　　　　　　B. 种植体冠松动后取下

图 11-3　种植体冠松动的处理

2）种植体折断或连接体折断：如果是种植体折断就要取出种植体，待骨愈合后重新种植。如果是连接体折断，则要重新修复。

3）种植体本身的松动：这种情况多为种植体周围炎导致种植体周围牙槽骨的破坏，使种植体的骨结合丧失，失去了骨的支持而松动，如同树根周围的水土流失一样。如果是种植后很短时间内种植体松动脱落，主要原因是种植体未能与牙槽骨发生骨结合，这种现象在糖尿病患者或吸烟者比较常见，也或者是对颌牙齿创伤造成的。对于松动的种植体应该取出，骨愈合后，重新种植（图11-4）。

（4）牙冠崩瓷：在较大咬合力的作用下，人工牙冠可能出现部分缺损。缺损较小者可观察或修补，较大者应重新行冠修复。

（5）塞牙：种植牙塞牙主要是由于和相邻牙齿的接触关系较难恢复或发生变化所致。缺牙时间较长，相对的牙齿会逐渐伸长，缺牙区后方的牙齿会向前倾斜，导致接触关系较难恢复。随着时间的推移，种植牙在骨内的位

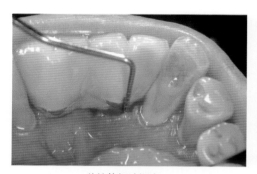
A. 种植体探诊深度 5mm

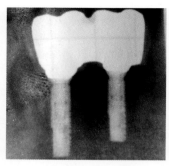
B. 种植体周围骨吸收

图 11-4　种植体周围炎

置基本不会改变，但天然牙会移动，使得两者间出现间隙。这些情况都会引起塞牙，出现塞牙应及时使用牙线清理。

（6）下唇口角麻木：种植体植入后出现持续的下唇口角麻木应高度警惕，这多半为下颌神经损伤的表现，出现这种情况后应立即找医生复诊。部分患者通过服用营养神经的药物等措施一段时间后可恢复，但也有可能长期无法恢复，必要时可以选择取出种植体。

（栾庆先　李鹏）

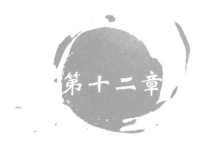

第十二章

牙周疾病的预防和疗效维护

1. 什么是牙周维护治疗？

牙周维护治疗又称牙周支持治疗，也就是我们常说的复查维护，是牙周病系统治疗过程中不可或缺的一环，目的是支持患者自己日常所做的口腔健康措施，控制牙周组织炎症并避免再次感染，确保牙齿在尽可能长的时间内保持健康状态。在牙周系统治疗第一阶段之后，就进入到牙周维护治疗阶段。在维护治疗阶段还会根据病情进行必要的牙周手术、正畸、修复、种植等其他治疗。

2. 为什么必须进行牙周定期维护？

牙周病的始动因子是牙菌斑，牙周治疗后虽然短时间内牙菌斑得到清除，但在刚清洁过的牙面上，几分钟内就会形成供牙菌斑积聚的薄膜，随后细菌黏附在薄膜上，形成新的牙菌斑。患者自我口腔清洁不足以完全清除牙面上及牙龈下牙根面的牙菌斑，需要定期进行维护治疗，由医生进行专业清洁，从而避免疾病复发导致组织进一步破坏。大量科学研究表明，牙周治疗后定期维护的患者，牙周整体状况明显优于没有定期维护的患者，牙齿进一步脱落丧失的风险也明显低于没有定期维护的患者。对于有种植牙的患者来说，牙周维护治疗也利于保持种植牙长期的健康和稳定，预防种植体周围炎等疾病的发生发展。研究显示，没有进行定期维护的种植患者，发生种植体黏膜感染和种植体周围骨丧失的概率更高，种植体脱落的发生率也更高（图12-1）。对于有种植牙的患者，尤其是有种植牙的牙周炎患者来说，完整的种植治疗必须将定期维护纳入其中。此外，在维护治疗时，医生可以及时发现新发生的口腔状况，及时进行处理，从而避免贻误最佳治疗时机。总的来说，牙周定期维护治疗对患者的益处包括预防和减少牙周病复发和种植牙发炎的风险；预防和减少天然牙和种植牙脱落缺失；及时发现、处理口腔中其他疾病和状况。

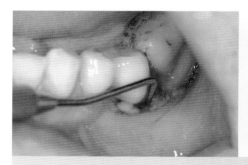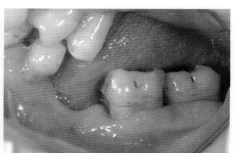

图12-1　没有进行维护治疗的种植体发炎后拔除

从患者经济角度来说，定期维护治疗的花费比疾病复发后重新治疗或牙齿脱落后镶牙或种牙的费用也低得多。花费少，吃苦少，效果好，但在临床实践中，能够遵循医生建议，定期进行维护治疗的患者并不多。国外报道约1/3的患者从不进行维护治疗，约1/2的患者不定期进行维护治疗，只有少数患者能够做到定期维护治疗。国内的情况更加令人堪忧。希望更多的患者能够认识到定期维护的重要性和益处，和医生一起努力，保持口腔健康，牙周护航。

3. 每次定期回访的牙周维护治疗都做些什么？

根据全身状况、牙周疾病程度、是否存在其他口腔问题等，每名患者牙周维护治疗的内容不尽相同。但一般来说，牙周维护治疗包括以下内容：

（1）医生需要更新患者的全身病史和口腔治疗史。例如高血压患者的血压控制状况，有无更换降压药；糖尿病患者的血糖控制状况等；吸烟者的吸烟数量变化和戒烟情况等。

（2）口腔检查：医生查看患者口腔卫生维护情况，检查是否存在没有刷干净的部位，并根据检查情况进行个性化口腔卫生指导；进行牙周探查和全面的口腔检查，必要时拍 X 线片，与上次治疗时的记录进行对比，评估牙周状况和口腔情况的改变；医生与患者针对检查结果进行沟通，告知患者目前的口腔状况和相应的进一步治疗计划。

（3）进行必要的治疗：牙周状况稳定的患者，只需要清除牙面和深部牙根上的牙菌斑；需要进行正畸、修复、种植等治疗的患者，可以进行相应治疗；对于牙周炎复发的患者要中断维护治疗，积极进行进一步治疗，例如牙周手术以控制病情。一般来讲，每次维护治疗持续时间约 30~60 分钟，具体时间因个人情况而异。

（4）医生根据情况确定下一次牙周维护治疗的间隔时间。

4. 为什么牙周复诊时医生给的间隔时间都不一样？

对于大部分牙龈炎患者来说，经过第一阶段的牙周治疗，牙周状况可以恢复健康，每半年至一年的定期检查、洁牙就可以达到良好的效果。但对于牙周炎患者来说，由于已经发生了牙周组织的破坏，复诊间隔不宜超过 6 个月，一般为 3 个月，以降低发生进一步破坏的概率（图 12-2，图 12-3）。

医生会根据每个患者的牙周炎症控制情况，牙槽骨吸收程度，是否存在吸烟、糖尿病等危险因素，是否存在易感基因来评估患者牙周炎进一步发展或复发的风险，从而判断牙周复诊的间隔时间。还有一些因素也会决定间隔时间的长短，如患者口腔卫生维护情况、依从性等。目前有一些专业的软件可供医生使用，将患者的全身危险因素和局部危险因素输入后，可以计算出较为科学的牙周复诊间隔时间。

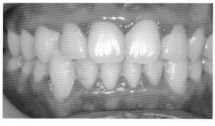

A. 治疗前　　　　　　　　　　　　B. 治疗后

图 12-2　牙龈炎患者治疗前后

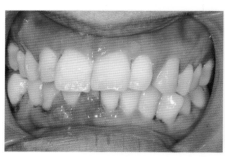
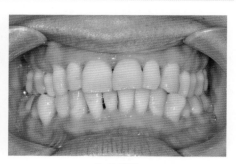

A. 治疗前　　　　　　　　　　　　B. 治疗后

图 12-3　重度牙周炎患者治疗前后

5. 医生让我定期复查，但我现在感觉牙齿很健康，可以不复查吗？

患者的自我感觉往往和医生检查的实际情况有出入。每种疾病都有自己的特点，牙周炎在初期通常没有特别不适的感觉，仅有少量刷牙出血或牙龈边缘红肿，但很多人以为牙齿不疼就没有大问题，自行使用一些所谓的药物牙膏或偏方。待到牙周炎晚期牙齿松动、无法咬物才到医院就诊。此时医生也只能帮助控制疾病进展，已经造成的破坏不可逆转，患者常后悔不迭。牙周炎的始发因子是牙菌斑，牙菌斑在不停堆积，即使是经过牙周治疗的牙齿，如果牙菌斑控制不好，也会复发造成进一步破坏。所以，即使自我感觉牙齿没有不适，为了保持住治疗效果，预防疾病复发，也是需要定期复查维护的。

6. 得了牙周炎，一定比别人早掉牙吗？

　　牙齿长在骨头中，就好像大树长在土里，牙周炎是细菌导致的牙齿周围组织的炎症，除了牙龈发炎外，牙根周围的骨头也会有不同程度的吸收。骨头吸收到一定程度，牙齿会出现松动，当骨头完全吸收后，牙齿极度松动，会自行脱落。牙周炎患病率非常高，2017 年"爱牙日"前夕发布的第四次全国口腔健康流行病学调查结果显示，35~44 岁居民中，口腔内牙石检出率为 96.7%，牙龈出血检出率为 87.4%。过去医疗和生活水平较低，大量的牙周病患者没有得到及时有效的治疗，任由疾病发展到末期，牙齿就会自行脱落。出现这种情况的人较多，大家误以为"老掉牙"是正常现象。事实上，虽然罹患了牙周炎，但只要及时治疗，轻中度炎症治疗的效果非常理想，如果坚持维护好口腔卫生，定期复查治疗，绝大部分牙齿可以使用一辈子。即使是重度牙周炎，经过彻底治疗及定期维护治疗，牙齿脱落速度也会大大降低。研究报道，未经牙周病系统治疗的人群平均每年掉牙 0.1~0.61 颗，而经过牙周治疗和定期维护的牙周炎患者平均每年掉牙只有 0.03~0.06 颗。未经牙周病系统治疗的人群平均每年骨丧失 0.3mm，而那些依从性差、从不进行复查维护的重度牙周炎患者，虽然经过牙周治疗，但仍然每年平均丧失 1mm 骨头。这些数据进一步说明，并不是得了牙周炎就一定比别人掉牙早。

不想"老掉牙"就要及时接受牙周检查和治疗，并且定期进行维护治疗。

7. 每天用漱口水是不是可以代替刷牙了？

很多人认为口腔清洁就是把口中的食物残渣刷掉或者漱口漱掉就可以了，但其实我们要清洁的不仅是残渣，更是牙菌斑。牙菌斑有非常强的黏性，细菌黏在牙面和假牙表面，互相黏连保护，单纯漱口的力量并不足以去除牙菌斑，只有刷牙等机械力量才能清除牙菌斑。漱口水分为两大类，一类是处方类漱口水，其中含有比较强效的抑菌剂，一般用于手术后不方便刷牙等特殊情况的患者，在短期内使用可以达到抑菌、预防感染的目的。但口腔内的细菌并非都是致病菌，也有对人体有益的细菌，各种细菌要达到平衡状态才能保持口腔健康，这类强效抑菌的漱口水不能长期使用，否则会引起菌群失衡，从而引发口腔问题。另一类是商品化的漱口水，可以在超市等购买到，这类漱口水中也含有一定量的药物成分，但抑菌作用较弱。科学研究显示，长期使用商品化的漱口水后，牙菌斑指数和牙龈炎症指标与不使用漱口水的患者没有显著差异。综上所述，漱口不能代替刷牙，商品化的漱口水可以长期使用，但没有特殊疗效，处方类的漱口水需要遵医嘱使用，长期使用有可能产生副作用。

8. 正确的刷牙方法是什么？

正确刷牙是自我清除牙菌斑、预防牙周炎发生和复发的重要手段。首先要把工具选好，刷牙的工具包括牙刷和牙膏。牙刷分为手动牙刷和电动牙刷，无论哪种，都应该选择软毛小头的牙刷，因为使用软毛牙刷可以避免刷牙时损伤牙齿和牙龈，小头牙刷可以方便到达所有牙面。但比工具更为重要的是掌握科学的刷牙方法，在这个前提下，电动牙刷由于振动频率较高，同样时间内清洁效率更高，但仔细使用手动牙刷同样可以将牙齿清洁干净。世界卫生组织推荐的牙膏有两种，含氟牙膏和脱敏牙膏。有牙齿敏感症状的人群推荐使用脱敏牙膏，其他人群推荐使用含氟牙膏预防龋齿。

比工具更重要的是刷牙方法，这里主要介绍两种刷牙方法。对于大部分人，建议使用水平颤动法（Bass 法）。这种方法有几个要点：首先，刷牙重点的位置是牙与牙龈之间的龈沟，而不仅是牙齿表面，因此我们要把牙刷斜成 45° 角放置在龈沟处。其次，牙刷运动的幅度为 1mm，几乎是原地颤动，将牙菌斑揉碎刷掉，每个位置颤动 4~5 次，按照一定顺序依次刷牙，注意不要遗漏牙面，尤其是舌侧的牙面。刷上、下门牙里面时，由于嘴唇的阻断，需要把牙刷竖起来，把刷毛后方放在龈沟处，上下颤动（图 12-4）。

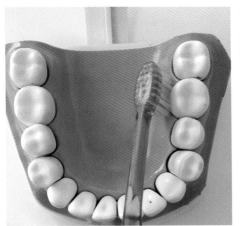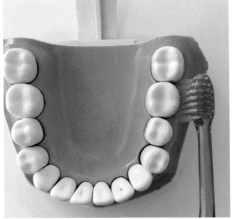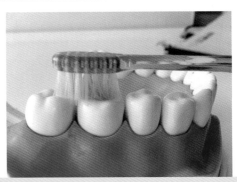

图 12-4　水平颤动法刷牙

　　有牙龈退缩的患者更适合选用竖转动法（Rolling 法）刷牙。与水平颤动法不同，为了避免进一步刺激牙龈导致退缩，竖转动法要将牙刷毛放在龈沟根方，先与牙齿长轴平行，然后加压转动牙刷，刷毛由从牙龈根方向牙齿表面旋转。刷上牙时刷毛顺着牙齿长轴向下，刷下牙时从下往上，每个位置重复 5~6 次。然后移动到旁边位置，依次进行（图 12-5）。

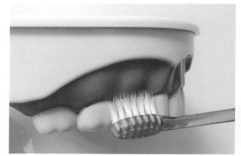
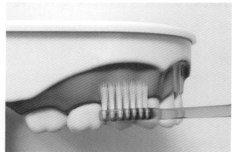
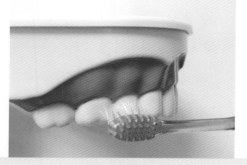

图 12-5　竖转动法刷牙

　　常规刷牙只能刷到牙齿表面，两颗牙齿之间只靠刷牙是无法清洁到的，也就是说，即使牙刷得非常干净，也只能清除 50%~70% 的牙菌斑。在牙缝里的牙菌斑需要使用邻面清洁工具，也就是牙线或牙间隙刷进行清洁。健康人群和牙齿拥挤的患者由于牙间隙不明显，推荐使用牙线。市售牙线有成卷的牙线和牙线棒两种，成卷的牙线可以完全将牙齿包绕，清洁效果更好，但初学者使用相对困难；牙线棒上手较快，常见的牙线棒用于前牙，有角度的牙线棒用于后牙，但由于牙面是弧形，牙线棒是直线，难以清洁到牙齿拐角的位置。此外，无论使用哪种牙线，都要保证使用时贴紧牙面。因为我们清洁的是牙齿，而不是仅仅从牙缝中通过即可。已经出现牙龈萎缩有牙缝的患者建议使用牙间隙刷清洁邻面，牙间隙刷有不同粗细的型号，使用合适型号的牙间隙刷可以同时清洁到一个牙缝的两个牙面。如果牙缝较大，牙间隙刷较小，就需要先贴紧一侧牙面清洁，再贴紧另一侧牙面清洁；如果牙缝较小，牙间隙刷进入有明显阻力，就需要选择小一号的牙间隙刷或者牙线。在做正畸或有烤瓷牙桥或种植牙桥的患者，也可以使用冲牙器辅助进行口腔清洁。

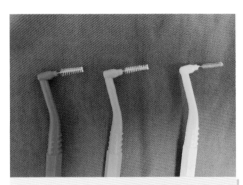

图 12-6　不同型号的牙间隙刷

所以想要将口腔清洁做好，预防牙周炎发生发展，不仅要科学刷牙，更要每天使用牙线、牙间隙刷等工具将牙间隙清洁干净（图 12-6）。

9. 好好刷牙是不是就不用看牙医了？

刷牙只能清除牙齿表面的牙菌斑、食物残渣、软垢等没有矿化的、软的"脏东西"，而已经被唾液中钙、磷等矿物离子矿化形成的硬的牙石是无法刷掉的。这些已经形成的"脏东西"需要医生进行专业清洁。此外，很多患者由于长年刷牙方法不正确，很多牙石已经长到牙龈里面的牙根上，而刷牙不能刷到牙龈里面，所以这些龈下牙石也需要医生进行龈下刮治来清除。中重度牙周炎患者即使经过牙周治疗，也很难将所有位置的牙周袋深度都控制到正常范围，也就是说，由于牙槽骨吸收比较多，牙龈和牙根之间还有会有不同深度的"口袋"，牙菌斑会长到里面，而刷牙不能到达这些牙龈下方的位置，所以需要定期复查维护，由医生对这些特殊位置进行清洁，防止牙菌斑刺激牙槽骨进一步吸收。

10. 重度牙周炎患者口腔清洁有哪些特殊要求？

重度牙周炎患者与其他人口腔清洁本质上没有区别。但重度牙周炎患者的牙齿往往有不同程度的松动，由于牙龈萎缩、牙齿移位，牙缝较大，因此对于重度牙周炎患者来说，需要使用牙间隙刷将牙缝清洁干净。除此之外，还可以使用冲牙器辅助清洁牙间隙。冲牙器的原理是使用高压水将食物残渣和比较表浅的牙菌斑冲掉（图 12-7）。需要强调的是，冲牙器力量较弱，并不能替代刷牙，只能作为辅助手段使用。牙龈萎缩牙根暴露后，牙齿会出现遇到冷、热、酸、甜刺激敏感的状况，这时可以使用脱敏牙膏刷牙，缓解症状。牙根比牙面脆弱，对细菌抵抗力低，当敏感症状消退后，要使用含氟牙膏刷牙，避免牙根发生龋齿。重度牙周炎患者口腔清洁难度更大，而且本身对于疾病有易感性，较普通人群更容易发生牙周炎的复发，在自我维持好口腔卫生的同时，更要定期进行复查维护。

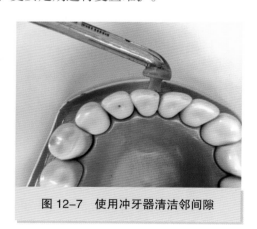

图 12-7　使用冲牙器清洁邻间隙

（轩东英　王晶）